AF456901

CONTRIBUTION A L'ÉTUDE

DE LA

FIÈVRE TYPHOIDE

PAR

Henri LEYMARIE

Docteur en médecine de la Faculté de Paris,
Externe des hôpitaux,
Elève du service de santé militaire.

PARIS
LIBRAIRIE Ch. DELAGRAVE
15, RUE SOUFFLOT, 15

1887

CONTRIBUTION A L'ETUDE

DE LA

FIÈVRE TYPHOIDE

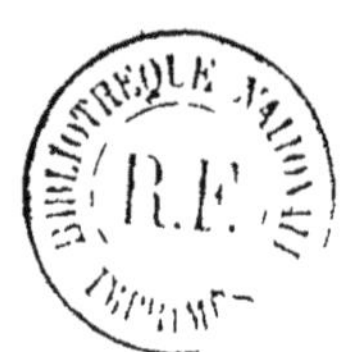

PAR

Henri LEYMARIE

Docteur en médecine de la Faculté de Paris,
Externe des hôpitaux,
Elève du service de santé militaire.

PARIS
LIBRAIRIE CH. DELAGRAVE
15, RUE SOUFFLOT, 15

1887

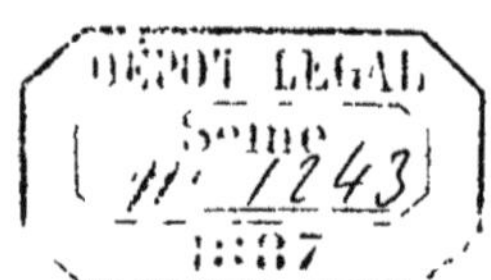

A LA MÉMOIRE DE MON FRÈRE ÉDOUARD

A MON PÈRE, A MA MÈRE

Hommage respectueux et reconnaissant.

A MES PARENTS

A MES AMIS

A MON PRÉSIDENT DE THÈSE

MONSIEUR LE PROFESSEUR PETER
Membre de l'Académie de médecine.

Hommage respectueux.

A MES JUGES

A MES MAITRES DANS LES HOPITAUX

Pendant notre externat dans les hôpitaux civils et notre stage à l'hôpital militaire du Gros-Caillou, il nous a été donné d'observer de nombreux cas de fièvre typhoïde; nous avons pensé à réunir quelques-unes de ces observations et en faire le sujet de notre thèse.

Avant d'entrer dans le sujet, je tiens à remercier MM. Dumontpallier, médecin de l'hôpital de la Pitié; Lecorché, médecin de la Maison municipale de santé membre de l'Académie de médecine; Polaillon, chirurgien de l'hôpital de la Pitié, membre de l'Académie de médecine, de la bienveillance qu'ils ont montrée à mon égard pendant le cours de mes études médicales.

CONTRIBUTION A L'ÉTUDE

DE

LA FIÈVRE TYPHOIDE

I

ÉTIOLOGIE.

Les limites restreintes de ce travail ne nous permettent pas d'aborder ici les questions multiples qui se rattachent à l'étiologie de la fièvre typhoïde; nous aborderons seulement deux points de cette étiologie, la contagion et le rôle des eaux d'alimentation.

Depuis les mémorables travaux de Louis, l'entité morbide de la fièvre typhoïde n'a plus guère été sérieusement mise en question; mais il n'en est pas de même de la spécificité de cette affection qui aujourd'hui encore est l'objet de controverses fort animées.

Les doctrines actuellement régnantes sur la nature de l'agent pathogène de la fièvre typhoïde peuvent se ramener à trois chefs principaux : 1° La fièvre typhoïde n'a pas de principe infectieux qui lui soit propre; elle peut prendre naissance spontanément dans l'organisme lorsque celui-ci se trouve placé dans certaines conditions données; 2° la fièvre typhoïde a son origine dans les miasmes putrides, et c'est en vertu de sa spontanéité que l'organisme réagit d'une manière spéciale sous l'influence de ces miasmes; 3° la fièvre typhoïde est une maladie spécifique et reconnaît une cause spécifique, l'action d'un principe infectieux venu du dehors.

La doctrine de l'autotyphysation repose sur un certain nombre d'observations dans lesquelles il n'a pas été possible de saisir la filiation des cas observés, attendu qu'il n'existait aucun cas de fièvre typhoïde dans les environs, et circonstance importante à signaler, quelques-uns des individus atteints se trouvaient dans un état de surmenage physiologique très accentué. Malgré les difficultés d'interprétation, autre que la spontanéité que présentent certains des faits invoqués, il nous semble bien difficile d'admettre que l'organisme puisse créer de toute pièce une maladie à lésions anatomiques aussi spéciales et allures aussi régulières que la fièvre typhoïde : non, que nous contestions l'activité propre de l'organisme, mais nous pensons que dans la dothiénenthérie, c'est l'agent infectieux qui détermine le mode spécial suivant lequel l'organisme réagit.

Les émanations des matières animales en putréfaction ne nous semblent pas suffire pour provoquer la naissance de la fièvre typhoïde; en effet, si les exhalaisons des fosses d'aisances étaient la cause suffisante de l'infection typhique, la fièvre typhoïde règnerait en permanence dans les campagnes où la règle presque générale est la contiguité de la fosse à purin et de l'habitation. Au contraire, il est d'observation vulgaire que la fièvre typhoïde est relativement rare dans les centres agricoles. Pendant l'été de 1858, remarquable par une sécheresse prolongée, la Tamise a laissé à découvert à Londres, pendant plus d'un mois, des vases qui exhalaient une odeur des plus infectes. Or, c'est pendant cette époque que les cas de fièvre typhoïde ont été le moins nombreux de beaucoup, non seulement sur les mois antérieurs, mais sur les mois correspondants de l'année précédente. Dans bien des épidémies rurales, il a été possible d'assister à l'importation du mal, et les observations d'importation de fièvre typhoïde dans un village depuis longtemps indemme, sont aujourd'hui très nombreuses. Nous citerons à ce sujet l'observation suivante faite par Gendron :

« La petite L... est ramenée au hameau de la Drouanderie au douzième jour d'une fièvre typhoïde qu'elle a contractée dans une petite ville éloignée d'une lieue. Elle est soignée par sa mère, âgée de 60 ans, qui, au bout de quelques semaines, prend la fièvre. Deux voisines, qui viennent tour à tour donner leurs soins à cette femme, tombent malades, et leurs deux maisons deviennent des foyers d'infection : chez l'une, cinq personnes, chez l'autre quatre sont atteintes, et l'épidémie poursuivant son cours, un seul des dix-neuf habitants du hameau est épargné. »

Si la théorie du miasme fécal était vraie, peu de

vidangeurs échapperaient à la fièvre typhoïde, et nous ne pensons pas qu'on ait signalé une fréquence insolite de la dothiénenterie dans cette catégorie d'ouvriers.

La troisième opinion range la fièvre typhoïde parmi les maladies infectieuses toujours identiques à elle-même et ayant pour cause un agent morbide spécial, dont la diffusion explique l'extension épidémique.

Pendant bien longtemps, la contagiosité de la fièvre typhoïde a été révoquée en doute par les esprits les plus éclairés, mais peu à peu une réaction s'est produite devant les faits incontestables de contagion cités par Bretonneau, Gendron, Piedvache, etc.

Les difficultés considérables que l'on a à établir, la filiation des cas de fièvre typhoïde dans les grands centres, font comprendre que Louis ait écrit cette phrase en apparence paradoxale, que la fièvre typhoïde était contagieuse au moins dans les départements, résumant ainsi son observation personnelle qui ne lui avait permis que de constater trois cas dans lesquels la contagion pût être admise; ces mêmes difficultés se rencontrent lorsqu'on cherche à établir la filiation des cas des maladies les plus manifestement contagieuses telles que la variole, la scarlatine, la rougeole. Cela tient à la promiscuité qui règne dans les grands centres de population et qui augmente les chances de diffusion.

Une des nombreuses objections faites à la théorie de la contagion de la fièvre typhoïde, est tirée de l'immunité presque complète du personnel qui soigne les typhiques et qui, par conséquent, se trouve journellement en rapport avec les typhiques.

Cette objection ne nous semble pas irréfutable : l'immunité des étudiants, des infirmiers et des infirmières peut s'expliquer soit par une atteinte antérieure (la récidive de la fièvre typhoïde est rare), ou par une assuétude au milieu contaminé. En outre, l'immunité en question ne prouverait absolument qu'une chose, c'est que l'agent infectieux émane du typhique sous une forme peu diffusible, totalement différente notamment du contage de la variole qui se transmet en quelques instants.

En outre, les cas de fièvre typhoïde nosocomiale, s'ils ne sont pas nombreux, n'en sont pas moins indéniables, ainsi nous avons pu réunir les exemples suivants :

M.., Madeleine, 19 ans, entrée à la Pitié, salle Valleix, le 26 janvier 1885, pour une syphilis secondaire, compliquée d'ostéo-périostite du maxillaire supérieur, contracte en mars 1885 une fièvre typhoïde à forme ataxique qui dure 32 jours : la convalescence est très lente, la malade ne quitte l'hôpital que le 24 mai.

W..., Élise, 44 ans, entrée à l'hôpital pour phlegmon rétro-oculaire le 29 octobre 1885, y contracte une fièvre typhoïde à forme grave à laquelle elle succombe le 30 décembre.

Mme T..., sous-surveillante, contracte le 24 octobre, une fièvre typhoïde à forme thoracique à laquelle elle succombe le 20 novembre.

Désirée L..., infirmière, salle Valleix, contracte le 10 novembre une fièvre typhoïde d'intensité moyenne qui dure jusqu'au 8 décembre.

Ernest Cl..., soldat à la 22ᵉ section de commis-ouvriers, entré à l'hôpital du Gros Caillou le 10 octobre 1885 pour bronchite légère, contracte à la suite d'excursions fréquentes dans la salle des typhiques, une fièvre typhoïde adynamique de quarante jours de durée suivie d'une rechute qui laisse le malade dans un épuisement tel que ce n'est que le 5 mars qu'il peut quitter l'hôpital.

D..., caporal à la 4e section des infirmiers, et H..., Georges, infirmier, attachés aux salles des typhiques, contractent tous les deux, à quelques jours d'intervalle, une fièvre typhoïde d'intensité moyenne qui se termine par la guérison après trente-cinq jours de traitement pour le premier, et trente jours pour le second.

Puisque la fièvre typhoïde est contagieuse, il faut nécessairement que le typhique abandonne, dans le milieu où il séjourne, un principe morbide, un contage en un mot.

Ce contage paraît être contenu sinon exclusivement, du moins en grande partie, dans les évacuations alvines, c'est du moins ce que l'analogie permet d'inférer, la virulence des selles cholériques ne pouvant être mise en doute: quant à la voie d'introduction dans l'économie, on peut incriminer l'air respiré ou l'eau d'alimentation, et nous donnons plus loin une série d'observations qui ne permettent pas de douter que l'eau ne serve dans certains cas de véhicule au poison typhique. Mais le local lui-même dans lequel a séjourné un typhique, peut pendant un certain temps, constituer un foyer d'infection. Les faits suivants que nous empruntons au travail d'Alison (Revue de médecine, 1880) sont assez démonstratifs à ce sujet.

Augustine G..., âgée de 15 ans, contracte, le 7 mars 1877, une fièvre typhoïde grave, en faisant le curage d'une fosse d'aisances contenant des matières typhoïdes qui y avaient été versées quatre mois et demi auparavant. Marie G..., avait été transportée dans sa famille à Hablainville, au sixième jour d'une fièvre typhoïde ataxo-adynamique et avait bientôt communiqué sa maladie à sa sœur Anastasie, âgée de 20 ans, atteinte le 6 septembre et morte le 20 octobre 1876, et à son frère Edmond, âgé de 12 ans (10 septembre au 22 octobre).

Il s'était donc développé dans cette famille un foyer typhoïde d'une extrême gravité; les selles des malades furent jetées en partie sur le fumier, en partie dans la fosse d'aisances. Cependant, le 7 mars 1877, la veuve G.., et sa fille Augustine, firent le curage de cette fosse. Dès le lendemain la petite Augustine, qui jusque-là avait été totalement épargnée, ressentit une céphalalgie violente; puis deux jours après elle se plaignit d'insomnie, de faiblesse dans les membres, de vertige, de bourdonnements d'oreilles, etc., etc. Le 12 et le 13 mars, il y eut plusieurs épistaxis; et le 15 elle fut obligée de se mettre au lit. Sa fièvre typhoïde fut très-grave et dura jusqu'au 28 avril.

Si l'on veut bien se rappeler que la fièvre typhoïde n'avait pas sévi à Hablainville depuis 1870, c'est-à-dire depuis plus de six ans; que l'arrivée dans cette commune de la fille Marie G..., gravement atteinte de cette maladie arrivée à son sixième jour, a suffi pour déterminer presque aussitôt l'explosion de l'épidémie; que tous les cas survenus ensuite ont témoigné d'une contagion et d'une filiation évidentes, on arrivera à cette conclusion, que l'existence du contage typhoïdique ne peut être mise en doute. D'autre part, il nous paraît évident que c'est en faisant le curage de la fosse où avaient été déposées les déjections provenant de ses deux sœurs et en dernier lieu de son frère, dont la convalescence a commencé le 22 octobre 1876, que la petite Augustine a puisé le principe contagieux de sa fièvre; car cette jeune fille, ne sortant pas, n'a pu contracter sa maladie dehors. Celle-ci n'a pu non plus lui venir d'une eau souillée par des produits spécifiques, puisque toute l'eau de boisson dont se servait la famille G... venait d'une fontaine munie de tuyaux en grès, et exempte de tout soupçon. A toutes ces raisons nous ajouterons cette dernière que, dès le lendemain des vidanges, les premiers symptômes de la période d'incubation éclatèrent brusquement. Nous pouvons donc conclure, non seulement que le contage existait, mais encore qu'il a pu exercer ses propriétés contagieuses environ quatre mois et demi après son émission (du 22 octobre 1876 au 7 mars 1877).

Marie Gu..., âgée de 15 ans, prend la fièvre typhoïde le 1er septembre 1878, huit mois environ après la disparition de la maladie dans le village de Hablainville.

Nous avons vu que la fièvre était tout à fait absente à Hablainville depuis six ans, lorsque est arrivée (25 août 1876) dans ce village, Marie G..., atteinte d'une fièvre typhoïde très grave déjà à son sixième jour d'évolution; que le retour de cette fille dans sa famille avait déterminé l'explosion d'une grave épidémie qui dura sans interruption jusqu'au mois de novembre 1877.

Nous pouvons ajouter que la contagion fut aussi

manifeste pour tous les cas de fièvre qui se sont succédé depuis le 25 août 1877 jusqu'en novembre de la même année qu'elle ne le fut pour la fièvre typhoïde dont fut atteinte notre premier sujet, Marie G...

Les trois derniers typhiques que nous a présentés cette épidémie furent M... D... et la femme Gail. Celle-ci fut atteinte, le 28 novembre, la mort arriva le 24 décembre 1877. La maison Gail, habitée par cette pauvre femme, est une des plus misérables chaumières que l'on puisse imaginer. Après sa mort, sa cabane resta inhabitée pendant quatre mois ; elle fut occupée de nouveau le 25 avril 1877, par la famille Gu.., composée de 10 personnes dont 8 enfants. L'aînée de la famille est Marie qui tomba malade le 1er septembre 1877 et qui succomba le 24 octobre suivant à la suite d'une gangrène humide survenue quatre jours après le début de la déferves-cence et ayant successivement envahi le pied, la jambe et une partie de la cuisse du côté gauche, ainsi que le pied et la moitié de la jambe droite.

Nous avons dit que la femme Gail était morte de fièvre typhoïde le 24 décembre 1877 et que sa maladie avait été puisée dans le milieu épidémique et contagieux développé dans le quartier habité par les familles G..., D..., M..., etc. Les matières excrémentitielles de cette malade furent jetées pêle-mêle autour de la maisonnette. On peut, pensons-nous, admettre que la petite Marie a pris dans ce foyer le germe de sa maladie.

Voici pour quelles raisons la femme Gail et d'autres personnes m'ont affirmé que jamais on n'avait vu, de mémoire d'homme, un seul cas de fièvre typhoïde dans cette maison; la petite Marie Gu... était couchée dans la même chambre, dans le même lit qu'occupait avant sa mort la femme Guil...; aucun ruisseau, aucune eau de boisson ne pouvaient être accusés de contenir les matières spécifiques; aucune sortie dans le village ou dans les environs n'a été faite par cette pauvre petite qui, seule de tous ses frères et sœurs, restait à la maison sans en sortir.

En résumé, nous pouvons admettre que Marie Gu..., atteinte le 1er septembre 1878, a puisé le germe de sa maladie dans la maison de la femme Gail... (20 novembre au 24 décembre 1877); que par conséquent le contage provenant de cette dernière n'avait pas encore perdu ses propriétés nocives le 1er septembre 1878, c'est-à-dire plus de 8 mois après sa formation.

En 1879, une épidémie sérieuse et meurtrière éclate sur le village des Monts, situé à l'ouest de la petite ville de Montaigut (Puy-de-Dôme). Ce village repose sur une colline non abritée et dont le sol est argileux et le sous-sol formé de gneiss friable, roche éminemment perméable. Les habitations sont basses, humides, éclairées par la porte ou par une petite fenêtre, sans carrelage, ni plancher pour la plupart. Les fumiers sont aux portes et bêtes et gens vivent dans un certain degré de promiscuité.

Le village est divisé en deux agglomérations distantes l'une de l'autre de 140 mètres et nettement séparées : l'une est située au sommet de la colline, exposée à tous les vents, l'autre au-dessous de la première, à mi-côte et fortement abritée.

Les conditions sont les mêmes dans les Monts d'en haut ou les Monts d'en bas; les familles y sont dans une aisance relative, composées de cultivateurs, à l'exception de quelques ouvriers mineurs et appartenant toutes à la race du pays, petite, grêle, mais saine et vigoureuse. C'est aussi le même genre de vie, les mêmes habitudes et les mêmes négligences. Au mois de novembre 1878, la maladie se montra à l'état sporadique et spontané, dans une maison du village d'en haut, et six mois après sous forme épidémique dans le village d'en bas, où elle atteignit 14 personnes sur 33. Des 4 maisons qui furent préservées, 3 étaient occupées par des vieillards, et la dernière se trouve à une distance d'environ 150 mètres des autres, et dans des conditions assez différentes.

Les notions contemporaines sur la transmission de la fièvre typhoïde par les eaux potables, me portèrent à me renseigner sur l'origine des eaux qui servaient à l'alimentation des habitants. On me répondit que l'on ne buvait que de l'eau de source, et on me montra la source du village d'en haut, qui ne pouvait être contaminée, puisqu'elle sort du rocher. On m'assura que le village d'en bas buvait d'une eau au moins aussi bonne, et qui jaillissait dans un pré situé derrière les maisons. Je ne visitai cette fontaine que quelque temps après, et ma surprise et mes regrets furent vifs, quand j'en découvris les détestables conditions. L'eau sort en effet, au milieu d'un pré dont la pente est insensible; elle est captée par une petite construction en pierres sèches, qui a 0m 60 de largeur et l'eau qui arrive au ras du sol, n'a pas plus de 0^m 50 de profondeur. Cette eau paraît bonne et modérément fraîche. Mais à 1^m 50 à peine du petit mur qui enclôt la fontaine, se trouve un réservoir plus grand simplement creusé dans le sol, et dont l'eau est sensiblement au même niveau que la petite fontaine, et provient de son trop plein. C'est là qu'on lave tous les linges, et qu'on fait toutes les lessives des deux villages.

Dès les premiers cas, j'avais prescrit l'enfouissement à distance de toutes les déjections des malades, et aux personnes qui les soignaient les soins de propreté les plus minutieux. J'expliquai alors de mon mieux le mode de propagation de la fièvre typhoïde, à tous les habitants, et je leur enjoignis de renoncer complètement à l'usage de l'eau soupçonnée. Je fis ouvrir le grand réservoir et le lavoir fut aussi privé d'eau, et condamné. Pour être plus certain qu'on ne se servirait pas, au moins de longtemps, de l'eau de la petite fontaine, je fis tapisser en ma présence les parois de chlorure de chaux sec, et après avoir fait écouler, je fis de même jeter au fond plusieurs kilogrammes de la même substance. A partir de ce moment je n'eus pas de nouveaux malades. (Dr Léon Baraduc. Annales d'hygiène et de médecine légales, 3e série, t. VI.)

La relation de l'épidémie de Lausen (1872), par Hægler, nous montre que l'eau peut transporter le principe typhogène à une notable distance du foyer originel :

« Le village de Lausen, dans le canton de Bâle, n'avait pas eu d'épidémie typhoïde depuis 1814 ; quelques cas contractés à Berne étaient restés isolés ; on n'en avait d'ailleurs pas observé un seul depuis 7 ans, lorsque le

7 août 1872, 10 personnes tombèrent malades à la fois; neuf jours plus tard on comptait 57 typhiques; l'épidémie dura jusqu'en octobre, et frappa 130 habitants sur 800. Sept personnes qui firent un séjour dans le village furent aussi atteintes. Il fut démontré que la maladie éclata seulement dans les maisons où l'on buvait de l'eau des fontaines publiques, aucun cas ne se montra dans celles qui faisaient seulement usage d'eau de pompe. Or, l'eau des fontaines publiques était amenée par un conduit souterrain, d'un ruisseau dans lequel se déversaient à une grande distance, en amont du village, le contenu de la fosse d'aisances, et le purin des fumiers d'une maison où il y avait eu un premier cas de fièvre typhoïde le 10 juin et trois autres en juillet et août. »

En regard des faits cités plus haut dans lesquels le développement de l'épidémie a été le résultat soit de l'importation du principe typhogène par un individu contaminé, soit de l'ingestion d'une eau contaminée par des matières fécales typhoïdiques, nous croyons devoir citer la petite « épidémie de maison » (Griesinger) observée par M. le professeur Proust à Saint-Just (Oise) : Née sur place, l'épidémie ne s'est pas propagée au dehors, elle s'est éteinte sur place après avoir frappé 10 personnes, sur 16 habitants. Chez plusieurs des malades atteints, la dothiénentérie a affecté une forme très grave, mais tous les malades ont guéri. Or, on n'a pu trouver d'autre cause du développement de cette épidémie, que l'altération de l'eau qui servait à l'alimentation des habitants; il y avait, en effet, dans la cour de cette maison, un trou étanche peu profond, servant de réceptacle à toutes les eaux ménagères, et laissant exhaler une très mauvaise odeur : jusque là rien d'exceptionnel, rien de nouveau, surtout dans les conditions d'hygiène de l'habitation ; mais le puisard était à deux mètres au plus de la pompe qui alimente tous les ménages ; on peut penser que des infiltrations s'étaient produites récemment du puisard, dans la nappe d'eau de la pompe et que l'usage de cette eau ainsi altérée a suffi à provoquer des accidents typhiques (Proust, Traité d'hygiène).

Les chiffres suivants que nous empruntons à un travail qui nous a été communiqué par M. le médecin-major de 1re classe Annesley, nous semblent assez démonstratifs : l'eau incriminée est celle de la Marne, prise à Saint-Maur.

« Lors de l'épidémie de fièvre typhoïde de 1882, le régiment de sapeurs-pompiers a eu 132 cas sur 1621 hommes d'effectif : il est à noter que le régiment de sapeurs pompiers de Paris se recrute parmi les hommes de troupe ayant déjà trente mois de service, et que l'âge moyen des hommes varie entre 22 et 25 ans.

Les cas les plus nombreux proportionnellement à l'effectif de la caserne, étaient observés à la caserne de la rue du Château-Landon : ce fait pouvait paraître à bon droit surprenant, car cette caserne, de construction tout à fait récente, satisfait toutes les exigences de l'hygiène contemporaine : chaque homme dispose de 18 mètres cubes d'air, et les tinettes des latrines sont enlevées tous les huit jours, mais en ce moment l'eau d'alimentation de la caserne consiste en eau de Marne non filtrée : la proportion des cas de fièvre typhoïde à la caserne de la rue du Château-Landon, pendant l'épidémie de 1882, était de 17 0/0 de l'effectif.

A la même époque, à la caserne de la rue Jean-Jacques Rousseau, il ne se produit qu'un seul cas sur 136 hommes d'effectif, et cependant la caserne de la rue Jean-Jacques-Rousseau est une vieille construction étroite, mal agencée, à latrines défectueuses et cependant la proportion des cas de fièvre typhoïde par rapport à l'effectif est de 0,7 0/0; il est bon d'ajouter que l'eau de l'alimentation de la caserne est l'eau de la Vanne.

A la suite d'un rapport de M. le médecin principal Nogier, l'eau de la Dhuys remplace l'eau de la Marne à la caserne de la rue du Château-Landon (mars 1884). A dater de ce moment, l'anomalie défavorable présentée par cette caserne cesse complètement: En 1885, pour un effectif égal, le nombre des cas de fièvre typhoïde n'est plus que 5, soit 3 0/0; la caserne de la rue Jean-Jacques-Rousseau présente à la même époque une proportion de 2 0/0 de l'effectif.

Pendant cette même année, les casernes de la rue de Charenton présentent la même proportion des cas de fièvre typhoïde que pendant l'année 1882, soit 5 0]0 : cette anomalie surprend moins lorsque l'on constate sur le plan de distribution des eaux de la ville de Paris, que ces deux casernes continuent à être alimentées en eau de Seine filtrée.

Les faits qui précèdent permettent, à notre avis, de se rendre compte de l'extension tout à fait insolite que la fièvre typhoïde a prise à Paris vers la fin du mois d'août dernier: en quelques jours le nombre des entrées pour fièvre typhoïde dans les hôpitaux a dépassé de près d'un tiers le chiffre des entrées du mois d'août de l'année dernière. En deux jours, huit typhiques sont entrés dans le service de M. le Dr Lecorché à la Maison municipale de Santé, où ces malades provenaient d'arrondissements divers, mais 7 sur 8 provenaient d'arrondissements dans lesquels l'eau de Seine avait remplacé l'eau de source dans l'alimentation; nous ne prétendons pas que ce soit la substitution de l'eau de Seine à l'eau de source qui a produit la fièvre typhoïde dans la totalité des cas observés, mais le chiffre habituel des cas pour le mois d'août a été dépassé d'une manière trop sensible pour qu'il s'agisse d'une simple coïncidence.

Si la contagiosité de la fièvre typhoïde n'est plus guère contestée aujourd'hui, il faut avouer que la nature du principe infectieux nous est inconnue. Les découvertes récentes qui ont été faites dans le domaine de la pathologie générale permettent de supposer que pour la fièvre typhoïde, comme pour le charbon, comme pour la tuberculose, l'agent infectieux est un organisme inférieur dont l'introduction dans l'économie amène les désordres si caractéristiques de la dothiénentérie; mais tant que la preuve expérimentale n'aura pas été faite, la théorie parasitaire ne sera qu'une vue de l'esprit, malgré toutes les présomptions qui militent en sa faveur.

Voici du reste l'opinion de M. le professeur Cornil, dont l'autorité en ces matières est hors de contestation:

Après avoir analysé minutieusement les travaux

d'Eberth et de Gaffky sur les caractères spéciaux des bactéries que l'on rencontre dans les divers organes des typhiques, notamment dans la rate et dans les ganglions mésentériques, M. le professeur Cornil continue ainsi : « Pour compléter l'histoire de la fièvre typhoïde étudiée au point de vue de son origine et de sa nature bactérienne, il ne manque donc plus qu'une preuve. celle qui serait tirée de l'inoculation chez les animaux. Cette preuve est d'autant plus nécessaire que les caractères des bactéries cultivées par Gaffty ne sont pas suffisamment prononcés pour les différencier de toute autre bactérie accidentelle. Plusieurs auteurs ont annoncé qu'ils avaient produit par inoculation et injection la fièvre typhoïde chez le lapin et le cobaye, et même les altérations caractéristiques des plaques de Peyer chez des espèces animales. Mais il faut se méfier beaucoup de ces assertions. Qu'une substance septique ou qu'un liquide contienne des bactéries dans une fièvre continue de deux ou trois jours terminée par la mort de l'animal, cela n'a rien qui doive nous étonner, et c'est ce qui arrive après l'injection des liquides provenant de la fièvre typhoïde, mais il s'agit tout simplement d'une septicémie expérimentale. Quant aux lésions des plaques de Peyer chez les lapins et les cobayes, on produit une congestion de ces plaques, une tuméfaction et même une infiltration ecchymotique, ou hémorrhagique, ou encore quoique très rarement une exulcération de la muqueuse en leur injectant diverses espèces de bactéries, en sorte que cette tuméfaction des plaquesd e Peyer n'est pas par elle-même caractéristique de la fièvre typhoïde. Elle se produit en même temps que la tuméfaction inflammatoire des ganglions lymphatiques; l'un de nous l'a déterminé, par exemple, dans les expériences faites en commun avec Berlioz pour étudier l'action du micro-organisme du jequirity.

La grosse difficulté qui rend pour ainsi dire inutiles les expériences faites sur les animaux, qui servent habituellement de contrôle aux recherches de laboratoire, c'est que les espèces vulgaires : le cobaye, le lapin, les souris, le chien, etc., ne sont pas atteintes spontanément d'une maladie analogue à la fièvre typhoïde, bien qu'elles vivent dans les mêmes conditions de milieu que l'espèce humaine.

Nous avons inoculé des cobayes et des lapins avec des cultures pures de bacilles de la fièvre typhoïde sans rien obtenir, bien que l'injection ait été faite dans le péritoine et le duodénum.

Cependant, Fraenkel et Simmonds ont annoncé récemment dans une communication au Centralblatt für Klinische medicin, 31 octobre 1885, qn'ils avaient réussi, par l'injection de cultures de la fièvre typhoïde dans le péritoine des souris blanches, à donner une maladie qui ressemble à la fièvre typhoïde. Elle est caractérisée par la diarrhée. Beaucoup d'animaux meurent au bout de six heures. A l'autopsie, la rate, les ganglions mésentériques et les plaques de Peyer sont tuméfiés, hémorrhagiques; les plaques de Peyer sont parfois nécrosées; on trouve ordinairement dans les parties altérées des bacilles et on obtient par leur culture des bacilles caractéristiques. Les cobayes présentent aussi quelquefois la même maladie à la suite de l'inoculation. Alphonso de Vestea (Recherches et expériences sur le bacille du typhus abdominal), a obtenu aussi des résultats par l'injection des cobayes, et il a pu cultiver des bacilles qui avaient été pathogènes pour ces animaux. (Cornil et Babès. Les Bactéries.)

L'examen du cahier du service du Dr Dumontpallier, à la Pitié, pendant l'année 1885, nous a permis de relever les cas de fièvre typhoïde, sur lesquels 35 hommes et 18 femmes ; les typhus traités à la Pitié peuvent être répartis de la manière suivante au point de vue de l'âge : 13 avaient moins de 20 ans ; 14 moins de 25 ans ; 12 moins de 30 ans ; 4 avaient plus de 40 ans.

Le dépouillement des entrées pour fièvre typhoïde à l'hôpital militaire du Gros-Caillou nous a permis de vérifier ce fait déjà établi par des constatations antérieures analogues, que la fièvre typhoïde est une maladie des non-acclimatés ; en effet la moitié environ des entrées est fournie par de jeunes conscrits, nés à la campagne, pour qui la vie des grandes villes est une vie tout nouvelle à laquelle ils s'acclimatent difficilement.

Les questions qui se rattachent à l'étiologie de la fièvre typhoïde présentent un intérêt de premier ordre en présence de la progression croissante du nombre des cas constatés en France ; c'est dans la connaissance parfaite de la notion étiologique de la dothiénentérie que l'on trouvera les règles d'une prophylaxie efficace et peut-être les bases d'un traitement spécifique.

II

SYMPTOMATOLOGIE.

Parmi les symptômes primordiaux de l'infection typhoïde, nous voulons signaler tout particulièrement l'existence d'une angine à allures un peu anormales ; cette angine présentait, dans la grande majorité des cas, les phénomènes suivants : rougeur diffuse du fond de la gorge, tuméfaction modérée des amygdales, coloration rouge vernissée intense des amygdales et du voile du palais. La déglutition est, en général peu génée ; le fait subjectif le plus saillant, est une sensation de sécheresse très tenace dans l'arrière-gorge. Cette angine pharyngée, peut, si on n'est pas prévenu, être prise pour une angine simple, surtout lorsque (ce qui est la règle), les phénomènes généraux sont encore peu marqués : si les phénomènes généraux sont plus accentués, on est tenté de la rapporter à un début de scarlatine : dans les deux cas, on est exposé à laisser commettre au malade des écarts de régime qui peuvent avoir les conséquences les plus graves. La fréquence de cette angine pharyngée varie sans doute avec les épidémies ; mais ce que nous pouvons affirmer c'est que, pendant l'épidémie de janvier, février, mars 1885, le tiers environ des malades qui entraient pour fièvre typhoïde dans le service du Dr Dumontpallier présentaient cette angine : il en était de même des malades qui, à la même époque, entraient à l'hôpital militaire du Gros-Caillou.

Dans les cas où le diagnostic est incertain, nous conseillerons de rechercher la tuméfaction de la rate ; c'est là un signe très précieux que nous avons vu manquer très rarement. Il existe de grandes variations individuelles à ce sujet, et on peut rencontrer tous les intermédiaires entre le simple accroissement de la matité splénique et une hypertrophie telle que la rate soit aisément accessible à la palpation. En général, une hypertrophie aussi accentuée dénote une forme sévère de la maladie, mais le pronostic ferme ne doit être porté qu'après examen complet du malade et après appréciation exacte de la gravité de l'épidémie régnante.

L'éruption des taches rosées lenticulaires nous a paru être à peu près constante : dans la majorité des cas, l'exanthème est apparu du dixième au quinzième jour : nous l'avons vu manquer cependant dans des cas où le diagnostic n'était pas douteux. Dans un des rares cas de récidive que nous avons eu l'occasion de constater, l'éruption de la récidive était beaucoup plus abondante que celle de la période initiale. Nous avons observé trois cas d'éruption scarlatiforme ; il s'agissait de formes très graves, puisque deux de ces malades ont succombé : nous ne pensons pas que l'on puisse tirer de ces faits une conclusion pratique, mais il nous semble que la question des éruptions anormales dans le cours de la fièvre typhoïde, pouvait faire l'objet d'une étude spéciale et fournir alors les éléments précieux pour le pronostic.

Il ne nous a pas paru possible d'établir la moindre corrélation entre la température et les symptômes nerveux : tantôt nous avons vu des malades atteints de délire furieux avec une température peu élevée ; tantôt nous avons vu en pleine possession d'eux-mêmes des malades ayant une température très élevée. Dans certains cas même, il semble qu'il y ait une véritable sidération du système nerveux, le malade ne se rend pas compte le moins du monde de son état et semble tout étonné des soins qu'on lui prodigue, cette sidération du système nerveux, peut s'observer, soit à la période du début, et alors le malade meurt sans que l'autopsie puisse expliquer la mort, autrement que par l'intensité de l'intoxication générale, soit à une période plus avancée, et alors l'autopsie révèle des lésions dont l'étendue contraste singulièrement avec l'insouciance du malade. On trouvera au chapitre des observations la relation d'un cas de ce genre, que nous avons observé dans le service du Dr Dumontpallier.

La diarrhée a été presque constante dans la grande majorité des cas que nous avons pu observer : les matières fécales présentaient cette fétidité extrême que tous les auteurs ont signalée, mais il existait de grandes variations sous le rapport du nombre des selles ; la diarrhée nous a paru d'autant plus intense que l'adynamie était plus profonde.

Les phénomènes de bronchite plus ou moins généralisée s'observaient chez presque tous les malades ; chez quelques-uns cependant les symptômes pulmonaires ont été sensiblement nuls pendant toute la durée de la maladie, et cela bien que les malades fussent soumis à la médication hydrothérapique, médication qu'on a cependant accusée de produire fréquemment de redoutables complications pulmonaires.

Toutes les fois que la température a été voisine de 40°, nous avons pu provoquer facilement chez les malades le phénomène de la corde musculaire ; cet état particulier de la fibre musculaire que l'on a cru pendant longtemps caractéristique de la fièvre typhoïde, a été signalé depuis, dans tous les cas de fièvre intense.

Les urines sont fréquemment légèrement albumineuses pendant toute la durée de la période d'état ; elles présentent d'autant plus nettement la réaction de l'indican que la diarrhée est plus intense et plus fétide ; nous insisterons au sujet du traitement sur certains caractères spéciaux des urines des typhiques.

Le seul phénomène constant que nous ait présenté l'appareil circulaire, c'est le dicrotisme du pouls plus ou moins marqué, mais toujours aisément appréciable ; il ne nous a pas été possible d'établir de relation entre la température et l'état du pouls.

Nous avons observé dans le service du docteur Dumontpallier un cas un peu anormal de fièvre typhoïde qui nous paraît pouvoir être rapproché des formes lentes décrites par Borelli : la malade dont il s'agit est entrée dans le service le 3 mars 1885, au onzième jour d'une fièvre typhoïde à forme grave, l'évolution de la maladie ne présenta rien de remarquable, si ce n'est l'intensité des phénomènes abdominaux, mais la convalescence lente à s'établir fut traversée par des accès fébriles fort irréguliers assez analogues à ceux de la pyohémie; la malade succomba le 1er juin. Depuis quelque temps la température avait pris nettement le caractère hectique. A l'autopsie on trouva les lésions caractériques de la fièvre typhoïde cicatrisées en grande partie; mais il existait huit ulcérations sans trace de cicatrisation : l'une de ces ulcérations, située environ à un centimètre de la valvule iléo-cœcale, était perforée; à ce niveau le péritoine contenait une poche purulente limitée par des adhérences de date récente.

III

COMPLICATIONS.

Bien que l'hémorrhagie intestinale soit très fréquente dans les cas de fièvre typhoïde d'intensité moyenne et plus encore dans les cas graves, nous la rangeons en tête des complications à cause de la facilité avec laquelle ce symptôme presque normal devient une complication des plus redoutables.

L'entérorrhagie constitue toujours un incident sérieux, mais au point de vue du pronostic les hémorrhagies intestinales peuvent, suivant les faits que nous avons observés, être divisées en deux catégories : celles du début du travail d'ulcération et celles de la fin de ce même travail. Les premières nous ont semblé, en général, peu graves ; dans bien des circonstances elles ont amené une détente favorable dans la situation du malade, les phénomènes thoraciques et cérébraux ont diminué notablement d'intensité. Mais si elles deviennent plus abondantes, les hémorrhagies précoces prennent le même caractère de gravité que les hémorrhagies tardives. Cependant, ce fait est heureusement assez rare, et ce sont les hémorrhagies tardives qui sont de beaucoup les plus redoutables. En effet, le malade peut être emporté en quelques heures si l'hémorrhagie est abondante, mais si elle est très abondante, le malade peut être tué sur le coup, quelquefois même sans qu'une goutte de sang ait apparu au dehors : des hémorrhagies aussi foudroyantes sont très rares; cependant il en existe des exemples bien constatés. En général, le malade survit au moins quelques heures, mais nous avons observé à l'hôpital militaire du Gros-Caillou un cas d'hémorrhagie interne presque foudroyante; le malade a succombé en moins d'une heure ; la relation de cette hémorrhagie se trouve au chapitre des « observations ». En général, lorsque l'hémorrhagie est un peu intense, elle laisse le malade dans une adynamie profonde : la face est pâle, le pouls misérable, et le malade est fort exposé aux syncopes qui dans ces circonstances ne sont que trop souvent définitives. A la suite de l'entérorrhagie un peu abondante, la température fébrile baisse dans des proportions souvent considérables, l'abaissement peut aller jusqu'à trois degrés : en général, elle se rapproche sensiblement de la normale; mais, dans certains cas, elle devient inférieure à la normale sans que pour cela le malade succombe. Nous avons observé un exemple très net de cette hypothermie après les grandes hémorrhagies intestinales : le typhique dont il s'agit était un homme de constitution très robuste arrivé sans trop d'incidents au vingtième jour de sa fièvre typhoïde, la température vespérale était de 38° 6; dans la nuit le malade est pris d'une hémorrhagie très-abondante qu'on maîtrise très difficilement ; le matin la température axillaire du malade était de 35° 8, une nouvelle hémorrhagie survenue dans la matinée la baisse encore; à une heure elle n'est plus que de 35 : cependant le malade survécut jusqu'au lendemain. Lorsque l'hémorrhagie n'a pas été par trop abondante les symptômes graves que nous avons mentionnés plus haut s'amendent rapidement, et la température s'élève à un niveau plus ou moins rapproché de celui qu'elle occupait avant l'hémorrhagie.

La perforation intestinale est la plus redoutable des complications qui puisse frapper un typhique ; la mort est la règle presque absolue ; le malade est emporté en quelques heures par les accidents bien connus de la péritonite suraiguë ou bien dans des cas malheureusement trop rares, la péritonite se localise au niveau de l'intestin perforé, et la guérison peut survenir. La perforation est, en général, unique, mais nous avons pu, dans une autopsie de typhique, constater que sur quatre plaques de Peyer ulcérées, trois étaient perforées à leur centre.

La péritonite par propagation est une complication très rare de la fièvre typhoïde ; nous avons pu en réunir deux exemples dont la relation est faite au chapitre « Observations ».

Les complications pulmonaires communes de la fièvre typhoïde sont trop connues pour que nous les étudiions ici, les limites forcément restreintes de ce travail ne nous permettent même que d'énumérer les complications un peu insolites que nous avons pu observer ; ce sont : 1° un cas de pneumonie double survenue au dix-huitième jour d'une fièvre typhoïde de forme sévère; l'autopsie a montré que les deux tiers du parenchyme pulmonaire étaient frappés d'hépatisation rouge ; 2° un cas de pneumonie lobaire droite survenu à la période d'état; l'autopsie montre une hépatisation grise du lobe inférieur droit et une thrombose des rameaux artériels correspondants ; 3° un cas d'hémorrhagie pulmonaire en foyer ; la relation de ces deux observations figure parmi les « observations » annexées à ce travail.

Les complications d'origine nerveuse de la fièvre typhoïde sont beaucoup trop nombreuses pour que nous puissions même les énumérer ici; nous en signalerons seulement une qui permet d'expliquer la plupart des paralysies périphériques. Nous voulons parler des névrites périphériques qui ont été l'objet d'un travail si remarquable de MM. Pitres et Vaillard (Revue de Médecine du mois de novembre 1885).

Après avoir cité plusieurs observations de névrite périphérique parfaitement concluante, ces auteurs décrivent ainsi les lésions histologiques constatées dans les troncs nerveux :

Différents nerfs des deux membres supérieurs, les racines antérieures et postérieures correspondantes au plexus brachial ont été recueillis, des segments en ont été immergés durant vingt-quatre heures dans une solution d'acide osmique au 1/100e, puis dissociés après coloration par le picro-carminate d'ammoniaque.

Examen histologique. — Racines nerveuses du plexus brachial : Les diverses racines antérieures et postérieures étudiées avec le plus grand soin, se montrent dans un état d'intégrité parfaite.

A. — *Nerfs du membre supérieur droit.*

Brachial cutané interne et musculo-cutané à l'avant-bras.

Plusieurs filets du brachial cutané interne et du musculo-cutané recueillis à l'avant-bras, présentent des lésions très semblables, qui peuvent être résumées dans une même description.

Si les fibres saines dominent, le nombre des tubes altérés est néanmoins très appréciable, et les lésions constatées sont en général profondes. C'est ainsi que l'on rencontre beaucoup de fibres atrophiées, totalement dépourvues de myéline, de cylindre axe, et ne contenant plus que des noyaux ovoïdes ; il n'est, pour ainsi dire, pas de faisceaux dans lesquels il n'en existe, quelques-uns même sont presque uniquement composés de ces gaînes affaissées, cohérentes entre elles, colorées en rose dans leur ensemble et parsemées de noyaux vivement teintés par le carmin. Çà et là on voit, en outre des fibres variqueuses où les seuls restes de myéline sont réduits à de petits amas de grains noirs échelonnés de distance en distance. Il est facile de suivre les transitions successives entre ces derniers tubes et les gaînes complètement vides.

Sur un grand nombre de fibres, normales en apparence, le noyau de certains segments est tuméfié, le protoplasma plus abondant et plus grossièrement granuleux qu'à l'état habituel, souvent aussi mélangé de boules ou de grains noirs. A ce niveau, le cylindre de myéline est aminci, irrégulier, comme corrodé, parfois même sectionné ; il ne présente pas une structure et une teinte uniformes : noir par places, il est ailleurs pâle, terne, à peine grisâtre, et souvent alors il renferme des boules arrondies et une coloration plus foncée. Enfin il existe au milieu des faisceaux un nombre insolite de fibres grêles, très pâles, et munis de longs noyaux ovoïdes.

Cubital (branches terminales et tronc). — Les filets terminaux du cubital, étudiés au niveau des collatéraux dorsaux de l'auriculaire, montrent des altérations tout à fait identiques par leur forme et leur étendue, à celles qui ont été relevées dans les deux nerfs précédents.

Le tronc nerveux, examiné en deux points de son trajet, dans la gouttière épitrochléenne et au voisinage de l'aisselle, ne présente plus que des lésions très-minimes. Il devrait même être considéré comme sain, si on ne rencontrait encore dans certains faisceaux, de rares fibres variqueuses et quelques tubes atrophiés.

Branche du radial dans la tabatière anatomique. Médian à l'avant-bras. — L'un et l'autre sont sains. Toutefois on constate sur chaque préparation deux ou trois fibres variqueuses et quelques rares gaînes vides.

Filets musculaires du grand pectoral droit : la grande majorité des fibres ne présente pas d'altération. Mais il existe de nombreuses gaînes vides, parfois groupées en faisceaux.

B. — *Membre supérieur gauche.*

Branches du musculo-cutané à l'avant-bras. Les altérations de ces filets sont semblables à celles qui ont été signalées à propos du musculo-cutané droit. Peut-être cependant la proportion des gaînes vides y est-elle un peu moinde.

Brachial cutané interne; filets recueillis à l'avant-bras et tronc. Les lésions sont très minimes et caractérisées simplement par la présence de quelques gaînes vides, ou de rares fibres variqueuses.

Cubital. — Examiné dans ses filets terminaux (collatéral dorsal de l'auriculaire), ou sur un fragment pris dans la gouttière épitrochléenne, ce nerf peut être considéré comme sain, car c'est à peine si on y rencontre quelques tubes variqueux ou en voie d'altération.

Médian à l'avant-bras et dans le creux axillaire.

Au milieu de fibres généralement saines, il existe quelques gaînes vives, quelques tubes variqueux et des fibres grêles et pâles.

Il s'agit évidemment là d'un cas de névrite parenchymateuse parvenu à un stade assez avancé de son développement, bien que le malade en question ait succombé au seizième jour d'une fièvre typhoïde ataxo-adynamique.

Dans une des observations rapportées par MM. Pitres et Vaillard, les troubles trophiques et paralytiques, déterminés par une névrite consécutive à la fièvre typhoïde, ont amené une impotence fonctionnelle presque complète. La main correspondante présentait au plus haut degré les lésions désignées sous le nom de griffe cubitale. Nous n'avons pas eu l'occasion d'observer des lésions aussi accentuées, mais nous avons pu observer sur un convalescent de fièvre typhoïde, quelques symptômes assez marqués pour faire croire à une névrite du radial droit. Pendant plusieurs jours, en effet, ce malade s'est plaint d'élancements douloureux dans la moitié radiale de la main droite, ces élancements revenaient par accès ; il existait également un engourdissement assez intense pour que le malade se servît de sa main gauche pour tenir sa cuillère, prétendant qu'il ne la sentait pas bien dans sa main droite. Quelques séances d'électrisation faradique suffirent à ramener les choses à l'état normal.

Nous avons pu observer dans le service de M. Dumontpallier, une complication assez rare de la fièvre typhoïde : c'était un cas de parotidite compliquée d'adéno-phlegmon du cou et d'œdème du pharynx ; malgré toutes ces circonstances défavorables, le malade a guéri ; il est juste d'ajouter qu'à l'apparition des premiers symptômes, ce malade avait été évacué sur les salles de chirurgie de M. Polaillon.

L'érysipèle nous a semblé constituer une complication toujours très grave de la fièvre typhoïde, surtout si l'érysipèle survient pendant la période d'état : dans un cas, notamment, la mort est survenue par infection générale, alors que la rougeur érysipélateuse n'avait pas encore dépassé l'aile du nez. La même remarque peut s'appliquer, à notre avis, à la diphthérie, qui, elle aussi, tue par infection générale, bien avant qu'il y ait obstruction des voies respiratoires.

La seule complication que nous ayons pu observer du côté des appareils sensoriels, est l'otite ; il nous semble que la fréquence plus ou moins grande de cette complication tient à un caractère particulier de l'épidémie régnante ; en effet, pendant les mois de janvier, février, mars, le quart des malades en traitement à l'hôpital militaire du Gros-Caillou pour fièvre typhoïde, présentaient cette complication qui a amené, à plusieurs reprises, la perforation du tympan.

IV

CONVALESCENCE.

Il s'en faut de beaucoup que le typhique soit hors de danger quand il entre en convalescence ; c'est en effet au début de cette période que se produit la majeure partie des morts subites : nous avons pu observer un fait de ce genre à l'hôpital militaire du Gros-Caillou : outre des lésions dothiénentériques peu profondes, (c'était une forme légère), l'autopsie n'a révélé qu'une profonde décoloration du myocarde et une symphyse cardiaque ancienne siégeant sur la face du ventricule gauche : les deux feuillets du péricarde adhéraient sur une surface circulaire de 2 centimètres environ d'étendue.

Si des considérations personnelles ne s'y opposaient, nous aurions pu relater ici l'observation d'un typhique qui succomba quatre mois après le début de sa fièvre typhoïde à une ostéite suppurée du col du fémur et de l'os iliaque.

Nous avons pu observer un cas d'arthrite probablement purulente du genou gauche survenant en pleine convalescence : ce malheureux soldat semblait destiné à épuiser toute la série des complications de la fièvre typhoïde ; un coup d'œil jeté sur sa feuille de température permet de constater qu'il a eu tout d'abord un épistaxis intense ; quelques jours plus tard survient une hémorrhagie intestinale; un peu plus tard éclatent à quelques jours d'intervalle une otite droite et une otite gauche suppurées avec perforation du tympan. Enfin, survint cette arthrite qui força le malade à garder le lit pendant plus de quinze jours. Des pointes de feu légères et de la compression élastique amenèrent la résorption de l'épanchement. La robuste constitution du malade lui permit de guérir complètement malgré toutes ces vicissitudes.

Tout récemment encore nous avions l'occasion d'observer dans la Maison municipale de Santé, dans le service de M. le Dr Lecorché, un cas d'impotence fonctionnelle presque absolue des muscles de la cuisse gauche, chez un jeune convalescent de fièvre typhoïde n'ayant eu cependant que 25 jours de durée : le peu de modifications que cette impotence fonctionnelle présente malgré une électrisation méthodique permet de craindre qu'elle ne soit définitive.

Dans le même service nous avons eu à constater un fait bien plus grave dans la convalescence de la fièvre typhoïde, c'est l'imbécillité cérébrale complète dans laquelle est resté plongé pendant plus d'un an un malade de 35 ans, homme fort, intelligent, gérant d'une entreprise très importante ; ce qui rend ce fait intéressant, c'est que l'impotence intellectuelle est apparue à la suite d'une hémorrhagie tardive très abondante. Pendant plus d'un an le malade a ressemblé à un automate, restant des heures entières sur une chaise avec une balle en caoutchouc dans les mains. Petit à petit, cet homme a repris possession de ses facultés intellectuelles, mais il a remarqué lui-même que certains travaux qui lui étaient familiers lui sont absolument interdits.

La fièvre typhoïde aboutit rarement, mais trop souvent encore, à la tuberculose ; nous aurions pu relater ici trois cas des plus évidents : le premier est un cas de tuberculose chronique dont l'hémoptysie symptomatique est survenue un mois après la fièvre typhoïde ; le second est un cas analogue, mais avec cette différence que la première hémoptysie a été foudroyante ; l'hémorrhagie avait pour point de départ une dilatation anévrysmatique d'un rameau artériel rampant dans la paroi d'une toute petite caverne située au sommet du poumon droit : ces deux faits ont été observés à la Maison municipale de Santé. Le troisième est un cas de tuberculose aiguë survenue dans la convalescence d'une fièvre typhoïde grave ; la relation de cette observation se trouve parmi celles qui sont annexées à ce travail.

Nous avions observé à l'hôpital du Gros-Caillou un cas de fièvre typhoïde à forme grave dont la convalescence a été traversée par des incidents d'une extrême gravité ; au 9e jour de sa convalescence, le malade a été pris d'un frisson intense, puis sont apparus des abcès autour des deux malléoles et du genou gauche ; le malade a eu en outre des abcès métastatiques dans le parenchyme pulmonaire ; leur existence est démontrée par deux vomiques assez abondantes. Malgré tout, le malade a fini par se rétablir et actuellement il paraît hors de danger ; cependant, sa faiblesse extrême ne lui a pas encore permis de quitter l'hôpital.

V

ANATOMIE PATHOLOGIQUE

Nous voulons simplement indiquer la constance presque absolue de l'hypertrophie de la rate : parmi les nombreuses autopsies de typhiques que nous avons faites, il ne nous est arrivé que trois fois de la trouver absolument normale au point de vue du poids et de la consistance : nous avons vu dans un cas une rate de 16 centimètres de long sur 5 de large et du poids de 520 grammes.

En outre, nous avons vu à diverses reprises, le duodénum présenter des plaques de Peyer : dans les 20 autopsies de typhiques que nous avons pratiquées depuis le mois d'octobre dernier, nous avons constaté deux fois des ulcérations des plus caractéristiques : dans un de ces cas, la mort a été la conséquence d'un étranglement interne existant au niveau de l'ulcération principale. (Voir autopsie au chapitre « Observations ».) Dans la même série de cas, le gros intestin a présenté trois fois des traces d'inflammation violente de ses follicules clos; dans un des cas dont on peut lire la relation au chapitre des « observations » la typhlite avait déterminé une pérityphlite suppurée avec péritonite par propagation, mais il n'existait pas de perforation.

VI

TRAITEMENT

Les détails dans lesquels nous sommes entré au sujet de l'étiologie nous permettent d'aborder la question capitale de la prophylaxie de la fièvre typhoïde : la diffusion considérable du poison typhogène ne permet pas d'empêcher les cas sporadiques de se produire, mais ce que la prophylaxie peut obtenir, c'est que les cas isolés ne constituent pas des foyers infectieux secondaires, et puisqu'il est demontré que les matières fécales émanées des typhiques sont des agents de transmission de la fièvre typhoïde, il est de toute nécessité que ces matières soient désinfectées avant d'être jetées dans les fosses d'aisances; à la campagne il sera encore préférable de les faire enfouir à une certaine distance des habitations, mais surtout loin des sources qui fournissent les eaux d'alimentation. Lorsqu'un foyer épidémique se sera développé dans une caserne, une prison, un collège, il faudra éloigner les personnes que leur âge prédispose plus particulièrement à la contagion, et en dernière mesure il faudra recourir à l'évacuation totale de l'édifice infecté.

A peine est-il besoin d'ajouter que, dans l'état actuel de nos connaissances, il ne peut y avoir un traitement spécifique de la fièvre typhoïde, le traitement ne peut être que symptomatique; dans les cas légers, le rôle du médecin est restreint à une expectative presque complète, mais il doit surveiller de près la marche de la maladie, car les formes les plus bénignes en apparence présentent parfois subitement des complications d'une gravité exceptionnelle.

Il est bon d'administrer au début un ou deux verres d'eau de sedlitz surtout quand la diarrhée est peu intense ; autant que possible le malade devra avoir deux lits à sa disposition, de manière à ce que, le cas échéant, on puisse lui faire rapidement, soit un enveloppement froid, soit des lotions froides : lorsque la température oscille entre 39° et 40° on pourra essayer d'abord l'action du sulfate de quinine donné de préférence en solution dans l'acide sulfurique ou tartrique, car c'est là sa forme la plus active; on débutera par 1 gr. 50 chez l'adulte; si au bout de deux jours il n'y a pas d'effet sensible produit, il faut recourir à la médication salicylée qui a donné des résultats très nets, alors que la quinine avait échoué complètement.

Lorsque la température vespérale arrive au voisinage de 40°5, il faut recourir à l'hydrothérapie; on emploiera alors le bain tiède à température de 25 ou 30°, le malade y sera laissé pendant une vingtaine de minutes. Cette méthode est très énergique, seulement les phénomènes réactionnels doivent être surveillés attentivement, car les complications broncho-pulmonaires les plus graves ont été signalées à la suite d'une réaction incomplète.

Cependant, il est bon de reconnaître que cette médication a opéré de véritables prodiges dans les cas de phénomènes ataxiques et cérébraux les plus graves : les malades semblent absolument renaître; si les bains tièdes ne donnent aucun résultat on pourra recourir aux bains froids qui triomphent généralement des cas les plus rebelles. Mais l'énergie d'action des bains froids est telle qu'elle demande à être surveillée avec le plus grand soin; on a vu survenir des hémorrhagies intestinales fort abondantes, un cas même a été mortel (professeur Peter); si les bains froids sont mal supportés il faudra recourir aux enveloppements avec un drap mouillé ou de préférence aux lotions froides qui amènent une sédation très marquée dans les phénomènes nerveux, une sensation de bien-être des plus indéniables; ces lotions se pratiquent avec une grosse éponge imbibée d'eau froide et exprimée légèrement : cette éponge est promenée rapidement sur tout le corps du malade qu'on enveloppe ensuite dans une couverture de laine. Le nombre des lotions à faire pour obtenir un résultat satisfaisant varie beaucoup avec chaque malade pour une même température, il n'est pas possible de donner de règle à cet égard.

Quelque violents que puissent être les phénomènes fébriles, le médecin ne doit jamais perdre de vue que la fièvre n'est que l'un des symptômes primordiaux de la fièvre typhoïde et non pas le seul.

Toutes les fois que les phénomènes adynamiques prédomineront on se trouvera très bien de combiner les antithermiques avec les toniques, et dans la fièvre typhoïde le tonique par excellence, c'est l'alcool que l'on peut donner sous toutes ses formes : potions de Todd, extrait de quinquina, vin de Bordeaux, cognac, rhum, les doses sont indiquées par les habitudes antérieures du malade, car il est de toute évidence que telle dose de vin de Bordeaux qui stimulera simplement un alcoolique dans l'adynamie, jettera dans une ivresse complète un homme moins endurci aux effets de l'alcool.

De tout temps, la diarrhée modérée a été considérée comme un phénomène favorable, elle a été regardée comme un effort de l'organisme vers la guérison en expulsant au dehors les substances putrides contenues dans l'intestin. La fétidité des matières fécales des typhiques ne surprend point lorsque l'on réfléchit aux nombreuses ulcérations qui sillonnent la muqueuse intestinale dans un milieu tout à la fois chaud et humide; conditions très favorables, on le voit, à la putréfaction des matières organiques. Dans les conditions normales, il se produit aussi certains phénomènes de putréfaction dans le tube intestinal, et les produits de cette putréfaction sont absorbés avec les substances nutritives proprement dites. Ces substances sont forcément éliminées par les divers émonctoires, au fur à mesure de leur absorption, sans quoi l'économie tout entière serait bientôt contaminée. M. le professeur Bouchard a voulu déterminer le rôle que jouait le rein dans ces circonstances, et dans son cours de 1884 il a consacré plusieurs leçons à cette étude fort intéressante. Les propositions établies dans ces remarquables leçons sont les suivantes :

1° L'urine normale est toxique : l'expérience le démontre d'une manière indéniable : en effet, si on vient à injecter dans la veine auriculaire d'un lapin une certaine quantité d'urine normale et fraîche, on observe une action des plus énergiques sur le système nerveux : la contractilité musculaire reste intacte, le cœur continue à battre, la pupille se contracte jusqu'à devenir punctiforme, les mouvements respiratoires augmentent de fréquence, puis cessent, les réflexes disparaissent graduellement, l'animal meurt si la dose a été suffisante.

2° Les urines fébriles sont plus toxiques que les urines normales ; en outre, la mort survient avec ses phénomènes convulsifs qui manquent complètement dans l'injection en totalité d'urine normale.

3° La chimie a démontré que toutes les fois que la toxicité des matières fécales était accrue, la toxicité des urines augmentait dans les mêmes proportions ; c'est, du reste, le grand moyen dont dispose l'organisme pour résister à l'intoxication ; les expériences de Ritter ont montré que les urines de 48 heures, d'un homme à l'état normal, contenaient assez de substances toxiques pour déterminer la mort de cet homme.

La toxicité supérieure des urines fébriles peut être expliquée soit par un trouble dans la nutrition de l'organisme amenant la formation de substances excrémentitielles, soit par une des assimilations nouvelles plus actives : en effet les malades fébricitants perdent, dans certains cas, 1200 et 1500 gr. de leur poids par jour et on conçoit très bien que, dans ces conditions, certaines substances existent en plus grande quantité dans les urines.

Certaines substances des matières fécales se retrouvent en nature dans l'urine, tel est par exemple le phénol : d'autres apparaissent sous des modifications peu profondes, par exemple l'indican, les matières colorantes biliaires.

Poursuivant ensuite son étude de la toxicité urinaire, M. le professeur Bouchard arrive à isoler plusieurs principes toxiques à effets divers : les uns convulsivants, les autres provoquant le coma. Mais parmi les faits ainsi mis en lumière, le plus important au point de vue particulier qui nous intéresse est l'accroissement considérable que présente la toxicité de l'urine pendant la fièvre typhoïde ; cette toxicité est généralement doublée, mais elle peut être triplée dans certains cas. Ce fait est la conséquence des phénomènes putrides intenses dont le tube intestinal est le siège dans cette affection ; en effet, les meilleures conditions sont réunies : atonie du tube digestif, matières animales en putréfaction. dénudations plus ou moins étendues de la muqueuse, tout favorise la production et l'absorption des substance putrides. Cette absorption a pour conséquences un accroissement très notable de la toxicité de l'urine : dans certaines circonstances mêmes, l'analyse chimique a pu démontrer l'existence dans l'urine de certains alcaloïdes spéciaux assez analogues aux ptomaïnes. En outre, ce qui se passe dans les plaies qui ne sont pas aseptiques nous autorise à penser que le contact de ces liquides putriques avec les ulcérations intestinales ne doit point favoriser la cicatrisation de ces ulcérations, et même les nombreux faits contenus dans la littérature chirurgicale nous permettent d'affirmer que ces liquides jouent un rôle actif dans le processus ulcératif qui n'aboutit que trop souvent à la perforation intestinale et à l'hémorrhagie intestinale. La réalité des putréfactions anormales dans l'intestin des typhiques étant bien et dûment constatée, M. Bouchard a pensé, avec juste raison, qu'il fallait entraver autant que posible la production de ces substances putrides et en diminuer l'absorption. Dans ce but, il préconise l'emploi de la potion suivante : 1 gr. d'iodoforme dissous dans 100 gr. de charbon végétal. Après évaporisation de l'éther, le charbon iodoformé est incorporé dans 180 gr. de glycérine. Une cuillerée à bouche de ce médicament délayé dans un demi-verre de boisson est administrée toutes les deux heures au malade.

Les résultats de cette médication sont encourageants : dans le service de M. le professeur Bouchard, la mortalité a été abaissée de 20 à 15 pour 100 et pendant notre stage à l'hôpital militaire du Gros-Caillou, nous avons eu souvent l'occasion de constater les bons effets de ce traitement ; le charbon absorbe les gaz, et les matières diarrhéiques perdent toute odeur ; les urines perdent presque complètement leur toxicité, elles sont très souvent moins toxiques que les urines normales : la langue devient humide, presque pas de fuliginosités, la stupeur diminue, l'intelligence du malade semble plus nette.

Le traitement auquel les typhiques étaient alors soumis à l'hôpital militaire du Gros-Caillou peut être résumé de la manière suivante :

Dès l'entrée des malades, purgatif (eau de sedlitz)

tous les deux ou trois jours (suivant l'intensité de la diarrhée) ; si la diarrhée est fétide, potion de Bouchard à prendre toutes les deux heures ; si la température se maintient à 39° salicylate de soude, 4 grammes ; en cas d'insuccès lotions froides ; si l'hyperthermie est encore plus accentuée, sulfate de quinine ou bains tièdes à 35° et enveloppements froids. Les bains froids sont réservés comme ressource extrême dans les formes ataxo-adynamiques. L'alimentation était ainsi réglée : diète lactée, bouillons, limonade vineuse ; dans les cas avec adynamie, Todd, extrait de quinquina, 4 grammes. Les complications sont traitées par la méthode ordinaire. Les résultats de cette méthode de traitement ont été les suivants : sur 267 malades entrés à l'hôpital pour fièvre typhoïde, 41 ont succombé, soit une mortalité de 14,6 0/0 ; c'est là une mortalité très peu élevée, surtout si l'on considère que la plupart des cas étaient graves et que, sur les 226 malades qui ont guéri, 216 ont bénéficié de congés de convalescence variant de 2 à 3 mois.

Le seul reproche que l'on puisse faire à la potion Bouchard, c'est la répugnance très grande qu'éprouvent les malades à l'absorber ; aussi nous pensons que dans bien des circonstances on se trouvera bien de la remplacer par l'eau sulfo-carbonée dont les propriétés antiseptiques ont été mises en lumière par M. Dujardin Beaumetz.

Dans une de ces conférences thérapeutiques consacrées à l'étude de l'antisepsie intestinale, le Dr. Dujardin-Beaumetz a défini l'eau sulfocarbonée de la manière suivante :

« Je donne le nom d'eau sulfo-carbonée à la dissolution par agitation du sulfure de carbone dans l'eau... Cette eau a un goût qui n'est nullement désagréable et donne à la bouche une sensation de fraîcheur; mélangée avec du lait ou avec de l'eau vineuse, elle perd complètement son goût. Lorsqu'on laisse l'eau sulfo-carbonée dans un vase, elle perd peu à peu par la volatilisation du sulfure de carbone, son goût, son odeur et ses propriétés; aussi est-il nécessaire pour maintenir à la solution son même titre, de laisser du sulfure de carbone en contact avec l'eau.

« Voici comment je prescris cette solution :

Sulfure de carbone pur.........	25	grammes
Eau..........................	500	—
Essence de menthe.............	30	gouttes
(ou essence d'anis............	10	—

à placer dans un flacon de 700 centimètres cubes; agitez et laissez déposer.

« Vous donnez huit, dix, douze cuillerées à bouche de cette eau par jour, en ayant soin de verser chaque cuillerée dans un demi-verre de lait ou d'eau rougie; recommandez aussi au malade de remplacer l'eau dans la bouteille à mesure qu'il en prend. »

Les propriétés antiseptiques de l'eau sulfo-carbonée sont indéniables, les matières fécales perdent toute odeur, les urines ne contiennent plus d'indican, leur toxicité est sensiblement nulle ou du moins inférieure à la normale.

L'action de l'eau sulfo-carbonée et l'innocuité absolue de cette médication était tout récemment l'objet d'un travail remarquable d'un des élèves du Dr Dujardin-Beaumetz : le Dr Morisse. Nous extrayons de cette thèse l'observation suivante qui nous paraît démonstrative :

« Hyppolite L..., charretier, âgé de 25 ans, entré à l'hôpital Cochin, salle Woillez, le 11 mars 1884.

Est à Paris depuis six mois, malade depuis dix jours.

La maladie a débuté par de la fièvre, des frissons, de la céphalalgie, de la lassitude et un malaise général.

Aujourd'hui : vertiges, éblouissements, bourdonnements d'oreille, épistaxis répétées et abondantes, dyspnée intense, vomissements bilieux ; très grande céphalalgie, douleur par la pression au creux épigastrique et dans la fosse iliaque droite, diarrhée jaune ocreuse, fétide, six à huit selles par jour, taches rosées lenticulaires sur le ventre ; l'urine, traitée par l'acide azotique, donne une coloration foncée et abondante d'indican. Température : 40°5.

Traitement journalier : lotions vinaigrées ; antipyrine, 1 gramme. Eau sulfo-carbonée, quatorze cuillerées par jour.

Le 12 mars, même état ; l'antipyrine a fait tomber la fièvre à 37°8. Les matières fécales injectées à un lapin produisent la mort.

Les 13, 14, 15, eau sulfo-carbonée, dix cuillerées, trois à quatre selles par jour. Traitée par l'acide azotique, l'urine donne au fond de l'éprouvette un léger dépôt d'indican vert clair.

Les 16, 17 et 18, râles ronflants et sibilants dans toute

la poitrine. Température 39°8 le soir; quatre à cinq selles par jour, moins abondantes, inodores. Urine claire et limpide, pas la moindre trace d'indican.

Les 20, 21, 22 et 23, gros râles muqueux; crachats de bronchite, glutineux, adhérents au vase. Léger délire la nuit, insomnie, agitation, huit cuillers d'eau sulfo-carbonée: il n'y a que deux à trois selles par jour, beaucoup plus consistantes. Urine normale.

Les matières fécales injectées sous la peau d'un lapin n'amènent aucun changement dans l'état de l'animal; du reste, les selles ne répandent aucune odeur.

6 avril. La congestion broncho-pulmonaire a disparu. La diarrhée a cessé le 3; l'eau sulfo-carbonée est supprimée. Une selle par jour. Le malade entre en convalescence.

Le 15, pas de complication; le malade quitte l'hôpital. » (De la médication intestinale antiseptique par l'eau sulfo-carbonée, Dr Morisse, thèse de 1886.)

La diarrhée peut, dans certains cas, devenir assez intense pour fatiguer considérablement le malade : nous avons constaté dans des cas de ce genre les meilleurs résultats de l'administration du salicylate de bismuth à la dose de 3 à 4 grammes par jour.

L'alimentation est une question très importante dans la fièvre typhoïde : en effet, le malade atteint de fièvre typhoïde doit subvenir aux frais d'une période fébrile parfois fort longue, et d'un autre côté, les fonctions digestives sont dans une désorganisation complète, la sécrétion du suc gastrique et du suc intestinal est sinon complètement tarie, du moins profondément modifiée.

L'alimentation du typhique présente donc d'assez grandes difficultés ; nous croyons pouvoir résumer de la manière suivante les règles qui doivent présider à cette alimentation.

Le lait est généralement très bien supporté par tous les malades, c'est lui qui doit être la base de l'alimentation, il présente en outre l'avantage d'être diurétique et de permettre ainsi au malade de se débarrasser des principes toxiques que la putréfaction intestinale introduit dans son organisme; la limonade tartrique vineuse calme la soif des malades et soutient leur énergie.

Lorsque le malade maigrit trop rapidement, on peut ajouter à son lait de 30 à 50 grammes de peptones de manière à augmenter la valeur nutritive de ce liquide sans toutefois en rendre la digestion plus difficile.

Les règles particulières qui régissent l'alimentation du typhique au début de la convalescence sont trop connues pour que nous les énumerions ici, elles peuvent se ramener à un seul mot : prudence.

Nous serons brefs au sujet du traitement des complications, car l'étude détaillée de cette partie de la thérapeutique de la fièvre typhoide nous entraînerait bien au delà des limites de ce travail.

Les complications pulmonaires sont de beaucoup les plus fréquentes ; elles comprennent la bronchite, la broncho-pneumonie, la pneumonie et parfois la pleurésie, mais cette dernière complication est rare : cependant, nous avons vu dans ces circonstances l'épanchement être assez abondant pour nécessiter deux thoracentèses successives. En règle générale, les complications pulmonaires devront être combattues par les ventouses sèches dont l'application diminue très sensiblement les phénomènes congestifs dont ces complications sont toujours accompagnées, il faudra aussi surveiller le décubitus du malade, de manière à prévenir les phénomènes de congestion hypostatique.

L'une des complications les plus redoutables est la perforation intestinale : dans la grande majorité des cas, les accidents qui en sont la conséquence se terminent par la mort avant qu'on ait le temps d'agir; mais si on peut intervenir à temps, on prescrira de 5 à 10 centigrammes d'extrait thébaique de demi-heure en demi-heure jusqu'à ce qu'on obtienne un certain dégré de stupeur : diète absolue; la médication sera complétée par l'application d'une vessie de glace sur la paroi abdominale. Malheureusement, les phénomènes de péritonite progressent trop souvent et emportent le malade.

Les hémorrhagies intestinales abondantes sont combattues par les injections sous-cutanées d'ergotine, ou, en dernier ressort, on aura recours à la transfusion avec laquelle on a obtenu des succès tout à fait inespérés. La tendance au collapsus qui suit si souvent les hémorrhagies copieuses sera combattue par les stimulants diffusibles, l'alcool sous toutes ses formes, les injections d'éther.

Les eschares des régions sacrées ou coxales pourront être évitées en variant le décubitus du malade, ou en le plaçant sur un matelas d'eau qui diminue très sensiblement les compressions; au moindre symptôme de rougeur, on multipliera les soins de propreté, et on saupoudrera les draps avec de la poudre de quinquina ; l'eschare une fois produite sera pansée au vin aromatique ou mieux avec une solution de chloral à 2 0/0.

Les abcès si nombreux au déclin des formes graves seront incisés de bonne heure ; on évitera quelquefois par ce moyen la production de décollements fort étendus. des lavages anti septiques seront pratiqués dans les cavités purulentes.

Le muguet peut être très heureusement combattu par des gargarismes à l'eau de Vichy.

Le traitement de l'érysipèle, pas plus que celui de la diphtérie, ne prêtent lieu à des indications spéciales, mais malheureusement dans la grande majorité des cas, ces deux complications, surtout la dernière, prennent un caractère tellement grave, qu'elles échappent à toute intervention thérapeutique.

CONCLUSIONS

Les conclusions que nous croyons pouvoir tirer de l'ensemble de cette étude sont les suivantes :

1° La fièvre typhoïde est une maladie spécifique ayant pour cause l'action d'un principe infectieux venu du dehors ; il est tout à fait exceptionnel qu'elle se développe spontanément ou sous l'influence de causes non spécifiques.

2° La fièvre typhoïde est contagieuse ; dans la grande majorité des cas, ce sont les déjections des malades qui servent de véhicule au principe infectieux ; mais la nature du poison typhogène est encore inconnue.

3° Dans l'état actuel de la science, il ne peut exister de traitement spécifique de la fièvre typhoïde ; le traitement ne saurait être que symptomatique.

4° Les putréfactions anormales, dont l'intestin des typhiques est le siège, jouent un rôle assez important, dans le complexus typhique, pour qu'il soit nécessaire de combattre ces putréfactions anormales, à l'aide de la médication antiseptique intestinale.

OBSERVATIONS.

Observation I. (Personnelle.)

Fièvre typhoïde. — Forme grave. — Mort par étranglement interne siégeant au niveau de la deuxième portion du duodénum. — Péritonite localisée. — Abcès du pancréas.

D... (Henri), âgé de 23 ans, entré le 10 octobre 1885, salle 3, lit n° 11, décédé le 3 novembre, à 5 heures du matin.

Le bulletin d'entrée de ce malade porte la mention : fièvre typhoïde ; ce malade s'était présenté à la visite du major de son régiment, le 25 septembre, avec les symptômes d'un embarras gastrique léger pour lequel il lui fut administré un vomitif. Le lendemain le malade reprenait ses occupations habituelles qu'il n'a interrompues que le jour de son entrée. Pendant les jours qui suivent, rien d'anormal ne vint attirer l'attention du malade sur son état de santé ; la seule chose qui lui parût un peu singulière, mais dont il ne se préoccupait nullement, c'est que son sommeil était troublé par des rêves bizarres au cours desquels il parlait à haute voix.

Le 2 octobre, le malade est pris de diarrhée assez légère ; cependant déjà, à ce moment, les évacuations étaient précédées d'une douleur sourde dans le bas ventre, et à droite, à dater de ce jour, l'appétit du malade diminua peu à peu, le sommeil devint presque nul et deux ou trois jours après avoir constaté qu'il brûlait le soir en se couchant, le malade se décide à se présenter de nouveau à la visite, le 10 octobre au matin. Le jour même, il était envoyé d'urgence sur l'hôpital militaire du Gros-Caillou où il entrait dans le service des typhiques dirigé par M. le major de première classe, Annesley.

Le 10, au moment de son entrée, le malade présentait les

symptômes suivants : céphalalgie assez intense, éblouissements fréquents et assez intenses pour que, dans ces moments-là, le malade ne puisse tenir les yeux ouverts et simultanément apparaissent de violents bourdonnements d'oreilles que le malade compare au bruit des cloches sonnées à toute volée. Ces bourdonnements sont presque permanents et bien que leur intensité soit très variable, ils suffisent à rendre l'interrogatoire du malade très pénible.

La langue est recouverte d'un enduit blanc jaunâtre très épais, la pointe, dépouillée d'une majeure partie de son épiderme, présente une coloration rouge vif très intense, au milieu de laquelle on distingue aisément un pointillé rouge foncé. L'appétit est nul. Le ventre est légèrement ballonné, la pression est douloureuse dans la fosse iliaque droite, et détermine un gargouillement des plus nets. Rate volumineuse débordant de deux doigts sur les fausses côtes. La paroi abdominale et la partie antérieure de la poitrine présentent un grand nombre de taches rosées lenticulaires dont la majeure partie est en voie de disparition ; un certain nombre, cependant, paraissent avoir apparu récemment.

L'auscultation ne révèle rien d'anormal dans la poitrine, si ce n'est l'existence de quelques râles fins disséminés çà et là dans les deux poumons, mais surtout aux bases ; le malade ne tousse ni ne crache.

Traitement : Diète lactée, 4 portions de lait ; purgation tous les deux jours (un verre d'eau de sedlitz); limonade tartrique vineuse; 4 grammes de salicylate de soude en deux cachets.

Les 11 et 13, l'état du malade s'est peu modifié pendant les premiers jours de son séjour à l'hôpital : la maladie suit son cours sans présenter rien d'anormal : il n'y a guère à signaler que l'insomnie complète et la prédominance des phénomènes abdominaux. Le ballonnement du ventre a considérablement augmenté, mais la diarrhée est restée modérée (de 6 à 8 selles par jour); l'inappétence est toujours absolue, la soif est vive, les taches rosées ont considérablement pâli, la majeure partie a totalement disparu. Même traitement.

Le 14, la nuit a été très agitée, température la veille au soir 41° ; le malade s'est levé plusieurs fois dans la nuit ; l'infirmier de garde a pu le faire rentrer dans son lit, mais non sans peine. Avec le jour le calme est revenu, le délire a totalement cessé au moment de la visite, mais par mesure de prudence le malade est transporté au cabinet 3 où la surveillance est bien plus aisée. Traitement 1 gr. 50 de sulfate de quinine, 2 enveloppements au drap mouillé.

Le 15, l'état général est sensiblement le même qu'hier, mais la nuit a été un peu plus calme : il n'y a point eu de veritable délire ; malgré l'agitation extrême à laquelle le malade est en proie, il n'a point cherché à se lever. La diarrhée a augmenté et a pris une grande fétidité. Même traitement, potion de Bouchard à prendre par cuillerée a bouche toutes les heures.

Le 16. L'état général du malade est plus satisfaisant ; il est beaucoup plus calme que les jours précédents : la température d'hier soir n'était plus que de 39°2, tandis que la veille elle dépassait 40°3 : la langue du malade a perdu sa siccité, la soif du malade est bien moins intense que les jours précédents. La diarrhée a diminué de près de moitié : 5 selles dans les dernières vingt-quatre heures au lieu de 9 ; en outre, les matières ont perdu cette odeur infecte qui, malgré la propreté la plus minutieuse, empestait la pièce où le malade est couché. Même traitement, avec suppression des enveloppements et du sulfate de quinine.

Le 17. La défervescence paraît devoir se maintenir, la température d'hier soir était de 38°8, celle de ce matin est de 38° ; le malade est devenu aussi calme qu'il était bruyant, il y a peu de jours ; il demande à manger. Malgré ces instances, le même régime alimentaire est maintenu, avec augmentation de la quantité de lait.

Le 18, la température continue à baisser, elle est redevenue presque normale ; hier soir elle était de 37°8 ; ce matin, elle est de 37° ; le malade réclame à manger ; la diarrhée est presque nulle : 2 selles diarrhéiques simples depuis hier soir ; on suspend toute médication et on augmente le régime alimentaire du malade de deux légers potages au tapioca matin et soir.

Les 19 et 21. Pendant quelques jours l'état général du malade reste très satisfaisant, bien que la température présente des oscillations très considérables : le matin, la température est en général voisine de la normale, mais le soir, elle atteint un maximum très voisin de 39°. L'appétit du malade était beaucoup plus imaginaire que réel, ses deux potages lui suffisent amplement ; il est vrai de dire qu'il boit consciencieusement son litre de lait. A part cela, le sommeil est revenu dans les conditions habituelles, le malade ne se plaint que d'une assez grande lassitude, il attend d'être un peu plus fort pour se lever. En un mot, le malade semble hors de danger.

Le 22, au matin, la température du malade est tombée de 38°2 la veille à 35°6 ; malgré cette brusque hypothermie, l'état général du malade ne s'est pas sensiblement modifié ; on l'interroge avec le plus grand soin, l'examen des viscères ne fournit aucun signe anormal, l'abdomen est souple, sans point douloureux, les selles sont restées faiblement diarrhéiques, pas la moindre trace de mélæna. Jusqu'à nouvel ordre, cette hypothermie pouvait donc être considérée comme une hypothermie symptomatique de la convalescence, étant donné l'absence totale de symptômes morbides. La journée s'écoule sans le moindre incident, le malade boit et mange comme d'ordinaire.

Brusquement, le 22 au matin, quelques instants avant la visite le malade est pris de vomissements intenses faciles. Les matières vomies sont constituées par quelques grumeaux de lait coagulé en suspension dans un liquide de couleur verdâtre, à réaction franchement acide. Interrogé, le malade accuse une douleur assez vive un peu au-dessous de la pointe de l'appendice xyphoïde. Cette douleur n'est point accrue par une pression légère : la paroi abdominale est restée souple sans ballonnement aucun ; l'abdomen paraît même légèrement excavé. On suspend toute alimentation, et après avoir recommandé au malade l'immobilité la plus complète, on lui fait avaler de petits fragments de glace qui arrêtent presque complètement les vomissements.

Du 23 octobre au 1er novembre. Les vomissements ont recommencé cette nuit, les matières vomies sont constituées uniquement par un liquide verdâtre, et comme les efforts de vomissement se reproduisent par accès à environ un quart d'heure d'intervalle, le malade ne peut goûter un seul instant de repos ; le malade a les traits grippés : le ventre est légèrement ballonné, mais remarquablement insensible ; on institue le traitement de la péritonite : glace sur le ventre, etc.; une injection sous-cutanée de 1 centigr. de morphine soulage considérablement le malade. Les vomissements s'arrêtent, mais cette amélioration est tout à fait momentanée ; une heure environ après l'injection, les vomissements reprennent comme par le passé.

Malgré tous les moyens mis en œuvre, tout cet ensemble de symptômes persiste les jours suivants sans la moindre modification : l'ingestion d'un petit morceau de glace provoque immédiatement l'expulsion d'une quantité de liquide verdâtre beaucoup plus considérable que celle qui a été ingérée; les évacuations alvines ont complètement cessé ; la seule chose que le malade puisse garder, c'est le café glacé alcoolisé pris par cuillerée à café de quart d'heure en quart d'heure.

Le 2 novembre, on constate un accroissement notable dans le ballonnement du ventre; il existe, en outre, une zone de matité assez étendue, mais fort irrégulièrement distribuée; sur la ligne médiane notamment, il existe au-dessus du pubis une zone de sonorité tympanique de l'étendue de la main environ : au-dessus apparaît une matité absolue qui occupe tout l'abdomen jusqu'au voisinage de l'appendice xyphoïde. Dans la nuit, les vomissements ont cessé, mais presque aussitôt est apparu un hoquet intermittent qui fatigue énormément le malade. Depuis le début de ces accidents péritonitiques, le malade a considérablement maigri : cette émaciation est surtout sensible à la face, les pommettes sont saillantes, les yeux excavés et cernés par un cercle de bistre très prononcé. La paupière supérieure de l'œil gauche présente un peu de purpura; des plaques analogues de purpura sont également apparues en divers points du corps, notamment à la face antérieure de la cuisse gauche. Le malade a toute sa connaissance, il ne se plaint que d'une douleur sourde au creux épigastrique et accuse en même temps une soif des plus vives. La température est au-dessous de la normale, elle va s'abaisser encore, malgré tous les toniques employés, et le malade succombe, le 3 novembre, à 5 heures du matin; la température de la veille au soir était de 35°2.

Autopsie. — L'autopsie, pratiquée le lendemain à 9 heures du matin, a révélé les particularités suivantes. Le cadavre est celui d'un sujet assez robuste mais très amaigri; la rigidité cadavérique est complète, le ventre a une forme un peu anormale; un peu déprimé au niveau de l'appendice xyphoïde, il est, au contraire, très proéminent au niveau de l'ombilic : la percussion révèle une matité absolue dans toute l'étendue de l'abdomen.

Thorax. — A l'ouverture de la cavité thoracique, on est frappé de la coloration blanc rosé que présentent les poumons; ces organes sont extraits du thorax et sectionnés en tranches perpendiculairement au hile; d'une manière générale, l'aspect de ces organes est normal; ils crépitent dans toute leur étendue.

Le cœur est petit, flasque, couleur feuille morte, les orifices sont intacts; le cœur droit présente les caillots agoniques ordinaires.

L'œsophage est isolé et ligaturé un peu au-dessus de son passage à travers le diaphragme; on sectionne ce conduit à un centimètre au-dessus de la ligature. Le diaphragme reste intact.

Abdomen. — Au moment de son ouverture, la cavité abdominale présente un aspect tout à fait insolite : le seul organe visible est l'estomac énormément dilaté; la distension de l'organe est telle que la grande courbure arrive au niveau de l'angle sacro-vertébral. Le grand épiploon, amaigri, ratatiné, apparaît entre la grande courbure de l'estomac et le pubis; on détache l'épiploon au niveau de la grande courbure et on le relève en dehors. On aperçoit alors le gros intestin absolument revenu sur lui-même et n'ayant environ que deux centimètres de diamètre ; on isole le gros intestin, on le sectionne entre deux ligatures au niveau de l'S iliaque, puis on le relève en dehors. Cette manœuvre permet d'apercevoir une partie de l'intestin grêle qui est refoulé en totalité dans le petit bassin : le calibre moyen des anses intestinales est à peine égal à celui de l'index, elles sont tout à fait vides, et après avoir soulevé légèrement l'estomac, on peut constater que les anses intestinales présentent de nombreuses taches ecchymotiques assez analogues à celles que l'on constate à la suite des traumatismes violents ayant porté sur la paroi abdominale. Les anses intestinales sont déroulées et suivies avec le plus grand soin, à partir de la valvule iléo-cœcale jusque vers leur dernier quart supérieur. On peut constater ainsi la vacuité absolue de toute cette partie de l'intestin grêle. Une ligature est appliquée à ce niveau et l'intestin grêle est sectionné et replacé dans le petit bassin, de manière à ne pas gêner les recherches ultérieures.

La vacuité absolue de la presque totalité de l'intestin grêle porte à penser que l'on se trouve en présence d'un étranglement interne ayant porté sur la portion initiale de l'intestin grêle : mais il est de toute évidence que les investigations ne pourront porter sur ce point que lorsque le liquide qui distend l'estomac aura été enlevé en partie ; la ligature de l'œsophage est modérément desserrée et l'on recueille soigneusement le liquide qui s'échappe au dehors ; lorsque le volume de l'estomac a diminué d'environ un tiers, la quantité de liquide recueilli est de trois litres ; le liquide de couleur verdâtre présente une réaction franchement acide. On peut alors relever l'estomac et comme l'œsophage a été dégagé au niveau de son passage à travers le diaphragme, on peut faire basculer l'estomac en haut et en *bas ;* la portion initiale de l'intestin grêle est ainsi complètement mise à découvert. On constate alors que la partie supérieure de l'intestin grêle est vide jusqu'au niveau du pancréas ; en ce point existe un rétrécissement très *manifeste* à l'œil. A partir de ce point le duodénum, considérablement distendu, se continue presque sans démarcation avec l'estomac ; cependant, le pylore est encore reconnaissable : en effet, tandis que le duodénum distendu ne mesure pas moins de 20 centimètres de circonférence au niveau du pylore, le tube intestinal ne présente plus que 15 centimètres de circonférence ; la partie supérieure du duodénum constitue une sorte de poche ovoïde logée dans l'hypochondre droit qu'elle remplit jusqu'à la paroi postérieure de l'abdomen. Le rétrécissement est si complet qu'il ne s'écoule pas la moindre goutte de liquide par l'intestin grêle, bien que l'estomac contienne encore une quantité de liquide qui ne peut pas être évaluée à moins de 7 à 8 litres.

En palpant l'intestin grêle, on constate çà et là l'existence de certaines zones indurées ; en ces mêmes points, l'intestin grêle présente cette coloration lie de vin que l'on constate généralement au niveau des plaques de Peyer ulcérées.

Au niveau du rétrécissement l'induration est encore plus manifeste autant qu'on peut en juger par ce mode d'exploration, les parois intestinales ont au moins doublé d'épaisseur. En outre, à ce niveau le péritoine est manifestement enflammé : des fausses membranes assez résistantes relient la partie moyenne du duodénum à la face antérieure du pancréas. Pour découvrir la cause de cette péritonite localisée on enlève simultanément le foie, le pancréas, l'estomac et le duodénum, en ayant bien soin de ne pas modifier les rapports de ces différents organes. La dissection du foie et de l'estomac ne présente rien de particulier, ainsi que l'isolement de la face postérieure des deux dernières parties du duodénum. Mais arrivé au voisinage du bord inférieur de la tête du pancréas, l'instrument tranchant fait sourdre quelques gouttes de pus. La dissection est continuée avec les plus grands soins en rasant la colonne vertébrale d'aussi près que possible, et tous les viscères indiqués plus haut sont enlevés sans nouvel incident. Cela fait, on reprend la dissection du duodénum. Au bout de quelques instants, le pus apparaît de nouveau et le bistouri met à découvert une collection purulente située au niveau du bord antérieur de la tête du pancréas. Cette collection purulente contient environ deux cuillerées à soupe de pus épais Il est de toute évidence que cette cavité purulente est creusée dans le corps du pancréas : elle siège au niveau de l'étranglement signalé sur le duodénum. Pour permettre ultérieurement un examen plus minutieux de cette région, les choses sont laissées en cet état, et on passe à l'examen du duodénum.

L'estomac est complètement vidé par le cardia ; on recueille ainsi 6 à 7 litres de liquide verdâtre, puis l'estomac est ouvert le long de la petite courbure, et l'incision est prolongée jusqu'au delà de la portion rétrécie du duodénum.

Après lavage de la muqueuse on peut constater les faits suivants : l'estomac présente les lésions cadavériques ordinaires, cependant la muqueuse est peut-être un peu plus vascularisée qu'à l'état normal. Dès son origine, l'intestin grêle présente une inflammation très intense, les follicules clos isolés sont ulcérés, mais la majeure partie de ces ulcérations est en bonne voie de cicatrisation : toute la superficie de la muqueuse est congestionnée, les glandes de Brunner sont très appréciables; cette vascularisation peut être expliquée par l'irritation causée par le liquide acide accumulé dans l'intestin. On constate l'existence de deux petites plaques de Peyer ulcérées, mais presque complètement cicatrisées. Au niveau du point rétréci existe une plaque de Peyer presque aussi longue que large, trois centimètres de long sur deux et demi de large. Toute la surface de cette plaque présente des traces manifestes d'ulcération, mais la presque totalité de l'ulcération est cicatrisée excepté à la partie inférieure où existe une ulcération très profonde ayant intéressé toutes les tuniques intestinales : le fond de l'ulcération est occupé par la tunique séreuse doublée peut-être de quelques fibres musculaires, l'amincissement est très sensible, le fond de l'ulcération se détachant en blanc sur le fond rouge vif de la muqueuse. A quelques centimètres au-dessus du point rétréci on remarque une plaque de Peyer en voie de réparation : cette plaque a cinq centimètres de long sur deux de largeur moyenne.

La partie moyenne de l'intestin grêle n'offre guere à signaler que les nombreuses taches ecchymotiques dont il a été question plus haut, et quelques plaques de Peyer dont la cicatrisation est en partie achevée.

La partie terminale est couverte de plaques de Peyer dont la cicatrisation est presque terminée, mais la vascularisation dont ces plaques sont le siège les rend aisément appréciables à la vue; en outre, à leur niveau, les tuniques intestinales présentent encore une induration des plus manifestes. Au niveau de la face cæcale, de la valvule de Bauhin, toute cette vascularisation cesse, et la muqueuse du gros intestin offre un aspect absolument normal.

Le gros intestin incisé sur toute sa longueur offre un aspect sensiblement normal; on y remarque cependant en quelques points une coloration ecchymotique tout à fait analogue à celle que nous avons signalée sur les anses de l'intestin grêle ; mais cette coloration est bien moins intense, il est complètement vide.

La rate est volumineuse, poids : 200 grammes, congestionnée, ferme; les glomerules très hypertrophiés sont aisément appréciables à l'œil nu.

Le pancréas est normal dans sa presque totalité, sa consistance est ferme ; mais la face en rapport avec la première portion du duodénum présente la perte de substance que nous avons mentionnée plus haut : la cavité creusée aux dépens du tissu pancréatique, est large de deux centimètres et profonde de trois centimètres environ, les parois de cette poche présentent une coloration rouge assez intense, due à une vascularisation exagérée du tissu.

Une coupe faite perpendiculairement au grand axe du pancréas et passant par le centre de la cavité, permet de constater que l'inflammation a envahi la majeure partie du parenchyme à ce niveau et que la poche purulente s'étendait jusqu'à environ la moitié de l'organe, sans intéresser toutefois le canal de Wirsung.

Exactement parlant, la collection purulente était située à 13 centimètres de la valvule pylorique, juste au niveau de l'étranglement que nous avons signalé plus haut et à l'union du tiers inférieur de la tête du pancréas avec les deux tiers supérieurs.

Les parois de la collection purulente étaient constituées en dehors par les parois intestinales triplées d'épaisseur, sauf au niveau de l'amincissement déjà signalé qui occupe le centre de la paroi et présente une épaisseur analogue à celle d'une feuille de papier ordinaire, mais sans perforation aucune : en dedans et sur les faces latérales par le tissu pancréatique enflammé et les fausses membranes péritonéales peu épaisses, mais très adhérentes.

Le foie est normal (1300), un peu congestionné, peut-être un peu graisseux : les voies biliaires sont perméables, la vésicule biliaire est distendue par une bile verdâtre assez fluide : elle ne contient pas de calculs.

Les reins sont normaux, plutôt petits, se décortiquent aisément ; la zone corticale présente une congestion légère, la vessie complètement vide est ratatinée derrière le pubis : les uretères sont absolument normaux.

Péritoine. — En dehors de la péritonite localisée que nous avons décrite plus haut, le péritoine est absolument sain, pas de trace de liquide, la séreuse a son poli normal.

Les ganglions mésentériques sont volumineux ; on en rencontre de diverses grosseurs depuis celui d'une lentille jusqu'à celui d'une forte noisette ; la coupe montre qu'ils sont injectés fortement, certains offrent une coloration lie de vin à peu près conforme.

Les veines mésentériques sont le siège d'une turgescence tout à fait anormale ; il nous semble que cette distension énorme du système veineux mésentérique pourrait être expliquée par la compression exercée sur les rameaux porte par le liquide contenu dans l'estomac.

En résumé, ulcération profonde des tuniques intestinales au niveau de la première portion du duodénum ayant amené consécutivement une péritonite localisée et un abcès intra-pancréatique ; mort par étranglement interne au niveau de la collection purulente.

Observation II. (Personnelle).

Fièvre typhoïde. — Hémorrhagie intestinale foudroyante.

L.... (Edouard-Joseph), 22 ans, 2e soldat, entré le 13 novembre 1885, à l'hôpital militaire du Gros-Caillou, Salle 1, lit no 1. Décédé le 2 décembre à 4 h 1/2 du matin.

Ce malade entre à la 2e division de fiévreux avec le diagnostic : « fièvre muqueuse » ; En effet, pendant les premiers jours, la maladie avait tout à fait les allures d'un simple embarras gastrique, la température peu élevée, l'état saburral de la langue, l'absence de symptômes abdominaux ou thoraciques, tout permettait d'adopter cette manière de voir. Bientôt cependant, la température commença à s'élever graduellement, atteignit 40° en quelques jours, et 8 jours après l'entrée du malade à l'hôpital, survenaient tout à la fois un léger épistaxis et une abondante éruption de taches rosées. A ce moment, la maladie datait d'environ 14 jours, et depuis 2 jours la température vespérale oscillait autour de 40 degrés ; les nuits étaient agitées mais sans délire proprement dit.

L'épistaxis semblait avoir un peu soulagé le malade, la température était redescendue à 39° 2, mais cette amélioration est tout à fait passagère, et le malade tombe dans une somnolence dont il est très difficile de le tirer, il répond difficilement aux questions qui lui sont posées ; il ne demande qu'une chose, c'est qu'on le laisse tranquille.

L'examen du malade permet de constater que l'éruption limitée d'abord à la partie inférieure de l'abdomen, s'est étendue au dos et à la partie antérieure de la poitrine; ces taches sont un peu plus saillantes qu'à l'ordinaire, mais il n'y a pas de doute possible.

Traitement : 2 enveloppements froids, 5 gr. de salicylate de soude en 3 cachets, diète lactée, limonade vineuse, 1 pot ; un verre d'eau de sedlitz tous les deux jours.

24 et 25. Comme dans la grande majorité des cas, le malade éprouve une grande amélioration pendant les premières heures qui succèdent à l'enveloppement du drap mouillé ; pendant une heure ou deux, il semble rendu lui-même, il parle avec facilité, mais malheureusement cette amélioration est passagère, et bien que l'hyperthémie soit bien moins forte que dans les premiers jours, l'état général du malade est peu satisfaisant et la langue reste sèche et la diarrhée peu intense (6 à 8 selles dans les 24 heures), mais très fétide, fatigue le malade. Même prescription, potion Bouchard.

Une amélioration assez sensible s'est produite dans l'état général, la température a baissé un peu, la diarrhée est bien moins sèche, la diarrhée a perdu presque sa fétidité, mais en revanche, les phénomènes nerveux ont brusquement changé de nature : la nuit dernière, le malade a eu un délire violent, il s'est levé à plusieurs reprises et a parcouru la salle en poussant de grands cris. Le malade est transporté au cabinet 3 où la surveillance est bien plus aisée : on suspend les enveloppements (sur lui, peu de succès) et on donne au malade 1 gramme de sulfate de quinine.

27. La température est restée moins élevée que les jours précédents, et le malade a été bien moins agité que la nuit dernière ; au moment de la visite il est dans une sorte d'état comateux dont on a quelque peine à le faire sortir. Même traitement, 0,50 de sulfate de quinine potion todd, extrait de quinquina 4 gr.

28. L'état comateux semble avoir augmenté, le malade refuse absolument de prendre tout médicament; ce n'est qu'avec de grandes difficultés qu'on arrive à lui faire ouvrir la bouche, la langue est absolument rôtie, couverte de fuliginosités une otite suppurée s'est déclarée à gauche. Même traitement, insistant sur les toniques, injections émollientes dans l'oreille.

29. Le malade a eu hier soir une légère hémorrhagie intestinale qui semble avoir amené une détente favorable, le malade est devenu très docile, il réclame lui-même ses potions : la température est redescendue à 37° 5. Même traitement.

30. L'amélioration persiste, la température est remontée à 38° 5, mais l'état général est toujours satisfaisant, la suppuration de l'oreille gauche semble avoir diminué.

1er décembre. Même état satisfaisant, la températuse oscille, entre 38 et 39°, la diarrhée est toujours très modérée, nullement fétide, la seule chose un peu anormale que présente le malade est une douleur sourde dans l'hypochondre gauche, la percussion révèle une tuméfaction considérable de la rate qui déborde de 3 travers de doigt le rebord des fausses côtes.

La journée et la majeure partie de la soirée s'écoulent sans incident, mais dans la nuit, vers 4 heures du matin, une violente hémorrhagie intestinale se déclare : le médecin de garde aussitôt appelé, ne peut maîtriser l'hémmorhagie ; des évacuations sanglantes. se succèdent à intervalles très rapprochés ; malade succombe en moins d'une heure, littéralement saigné à blanc.

L'autopsie pratiquée le 3 décembre, à 8 heures du matin a révélé les particularités suivantes :

Thorax : A l'ouverture du thorax, les poumons s'affaissent sensiblement ; les plèvres ne présentent en effet aucune adhérence ; le poumon est presque blanc, les dépôts pigmentaires sont très aisément appréciables ; les poumons présentent leur consistance anormale, mais à la coupe, la surface de section est à peine rougie par le sang ; ces organes sont donc profondément anémiés.

Le péricarde contient un peu de liquide séreux. quelques cuillerées à soupe. Le cœur est flasque, mou, décoloré ; les orifices sont intacts, les valvules sont suffisantes ; on voit quelques plaques d'athérome à l'origine de l'artère aorte ; le cœur droit contient un tout petit caillot agonique.

Le sujet est presque exsangue ; c'est à peine si au moment de l'ouverture de la veine cave on voit s'échapper un demi-verre de sang.

Abdomen. — Au premier aspect, la cavité abdominale ne présente aucune lésion bien manifeste ; cependant, le gros intestin très ballonné recouvre l'estomac qui est tout à fait vide, ratatiné, caché sous le diaphragme.

Le foie est volumineux, pèse 1950 grammes ; il paraît graisseux ; la vésicule biliaire ne contient pas de calculs, la bile qu'elle contient est très épaisse et de couleur noirâtre.

La rate est énorme, elle pèse 460 grammes ; son grand axe mesure 22 centimètres sur une épaisseur moyenne de 6 centimètres ; le parenchyme est transformé en une véritable bouillie que l'on peut aisément dissoudre sous un filet d'eau ; cet énorme accroissement de volume permet de comprendre aisément la douleur sourde accusée par le malade.

L'estomac, absolument vide, est revenu sur lui-même, ne présente pas un volume supérieur à celui du poing ; sa muqueuse présente les altérations cadavériques ordinaires.

Le gros intestin est enlevé entre deux ligatures placées l'une au-dessus du cæcum, l'autre au-dessus de l'S iliaque.

L'intestin grêle est enlevé soigneusement de la cavité abdominale et examiné avec le plus grand soin pour découvrir, si cela était possible, le point par où s'était produite l'hémorrhagie foudroyante qui a emporté le malade.

La partie supérieure de l'intestin grêle présente un aspect absolument normal ; le palper le plus minutieux ne peut pas faire découvrir la moindre indication ; l'intestin, modérément distendu par des gaz, ne contient qu'un peu de mucus jaunâtre. Cet état persiste sur la majeure partie de l'intestin grêle jusqu'à environ deux ou trois mètres au-dessus de sa terminaison. A ce niveau, on sent très facilement de petites indurations à travers les tuniques intestinales ; une ligature est appliquée à ce niveau. A environ 50 centimètres au-dessous de la ligature, le toucher révèle l'existence de nouvelles indurations un peu plus étendues que les précédentes et presque aussitôt les parois de l'intestin présentent une coloration lie de vin assez intense ; en outre, au même point, l'intestin renferme une substance molle semi-fluctuante qui nous paraît devoir être un caillot ; l'intestin grêle est vide dans le reste de son étendue qui est parsemée par de nombreuses indurations de longueur fort variable. En revanche, le cæcum est distendu par une masse semi fluctuante du volume des deux poings environ ; cette partie du tube digestif présente une coloration lie de vin très intense.

La partie de l'intestin grêle sous-jacente à la ligature est enlevée ainsi que le cæcum, et incisée avec précaution à égale distance du bord libre et du bord adhérent au mésentère de manière à permettre au besoin la dissection du vaisseau ulcéré

Immédiatement au-dessous du point ligaturé on aperçoit deux ou trois ulcérations circulaires ayant le diamètre d'une pièce de cinquante centimes; ces ulcérations sont presque complètement cicatricées; on rencontre, à une vingtaine de centimètres plus loin, une ulcération longitudinale ayant 6 centimètres de longueur et présentant çà et là des points en voie de réparation. Un peu plus bas, l'intestin est distendu par un caillot rougeâtre de consistance gélatineuse. Lorsque le caillot a été enlevé, on aperçoit, à la place qu'il occupait, deux ulcérations circulaires saillantes situées à environ 5 centimètres l'une de l'autre : le diamètre moyen de ces ulcérations est celui d'une pièce de un franc. Le sommet de l'une d'elles, creusé en cratère, contient encore un petit fragment de sang coagulé. Une tête d'épingle introduite dans cet orifice pénètre facilement tout d'abord, mais bientôt sa progression est beaucoup moins aisée; néanmoins, après quelques tâtonnements, elle vient faire saillie sous le péritoine, non loin du bord adhérent et en examinant attentivement la région correspondante du mésentère on constate que la tête de l'épingle est engagée dans un rameau artériel qui, bien que complètement vide, présente un calibre de près de deux millimètres; c'est donc principalement au niveau de cette ulcération que s'est produite l'hémorrhagie qui a emporté le malade en quelques minutes.

Le reste de l'intestin grêle présente encore une dizaine de plaques de Peyer ulcérées, mais leur réparation est en bonne voie. Le seul fait intéressant à signaler c'est l'existence, à quelques centimètres au-dessus de la valvule iléo-cæcale, d'une vaste ulcération produite sans doute par la mortification de deux plaques de Peyer très rapprochées, et qui ne présente pas moins de 9 centimètres de longueur, sur 3 de largeur ; au niveau de la valvule iléo cæcale existe une vaste ulcération couverte de bourgeons charnus et occupant presque toute la surface de la valvule.

Le cæcum est distendu par un caillot analogue à celui que nous avons rencontré dans l'intestin grêle, mais son volume est beaucoup plus considérable ; la quantité de sang qui a contribué à sa formation ne peut pas être estimée à moins d'un demi-litre. Ce caillot, de consistance gélatineuse, présente à la périphérie une coloration rouge très intense ; le centre du caillot est noirâtre.

Le gros intestin présente un aspect normal, il n'y a point d'ulcération à son origine ; vers sa partie terminale, notamment au niveau de l'S iliaque, les plis transversaux de la muqueuse renferment de petits caillots rougeâtres.

Les reins sont décolorés, un peu plus volumineux que d'habitude, ils se décortiquent facilement. La vessie est vide, revenue sur elle-même.

Le péritoine est normal : la séreuse ne renferme pas de liquide ; pas de trace de péritonite ancienne ou récente.

L'encéphale est normal ainsi que ses enveloppes ; la membrane du tympan de l'oreille gauche est perforée, les cellules mastoïdiennes sont remplies de pus épais.

D'une manière générale, tous les viscères sont anémiés ; on dirait que l'on a fait passer un fort courant d'eau par l'artère correspondant à chacun d'eux.

Observation III. (Personnelle.)

Fièvre typhoïde hyperpyrétique sidérante. — Typhlite et pérityphlite suppurée.

La nommée L... (Victoire), âgée de 22 ans, femme de chambre, constitution robuste, entrée le 29 janvier 1886, salle Valleix, lit n° 13.

Décédée le 30 janvier, à 5 heures du matin.

Cette malade, envoyée dans le service par le Bureau central, est entrée le vendredi 29 janvier, dans l'après-midi, et placée au lit n° 13. Examinée le soir même, au moment de la contre-visite (6 h. soir), elle présentait les symptômes suivants (température rectale 42°) : légère excitation cérébrale, mais pas de délire proprement dit ; la malade, très intelligente, répond, avec la plus grande netteté, aux questions qui lui sont posées. Elle déclare être malade depuis une huitaine de jours environ ; elle a tout d'abord eu un mal de tête très violent, elle a eu une indigestion qui l'a fortement fatiguée, mais, le lendemain, elle reprenait son travail ; le mal de tête a reparu, en même temps une diarrhée assez forte : sans se préoccuper de ces bagatelles, la malade continue son service ; mais hier, dans l'après midi, survint un saignement de nez très abondant ; la violence du mal de tête en fut très diminuée, mais la faiblesse avait augmenté de telle manière que la malade dut se coucher. Durant toute la nuit, il lui fut impossible de fermer l'œil, à cause des cauchemars affreux qui l'assaillaient ; le lendemain, elle se présentait à la consultation du Bureau central.

Au moment où cette malade est examinée par l'interne du service, M. Belin, elle présente les symptômes suivants : légère excitation cérébrale, pas d'obnubilation des sens, à peine quelques bourdonnements d'oreille ; la station assise provoque une sensation de vertige à laquelle la malade ne peut résister ; l'auscultation montre que les deux côtés des poumons sont remplis, dans toute leur étendue, de râles fins, de congestion pulmonaire ; les battements du cœur sont forts, tumultueux ; le pouls est à 130, la langue est sèche, blanchâtre, d'un rouge framboisé à la pointe ; pas d'angine. Le ventre est ballonné, la palpation est très douloureuse, surtout dans la fosse iliaque droite ; l'application de la main à ce niveau suffit à faire pousser un cri aigu à la malade ; la paroi abdominale présente un certain nombre de taches roses lenticulaires ; on en retrouve quelques-unes sur la poitrine ; la rate, un peu augmentée de volume, déborde de deux travers de doigt les fausses côtes ; la température rectale est de 42°. Le moindre doute n'est pas permis, il s'agit évidemment là d'un cas de fièvre typhoïde hyperpyrétique sidérante. Bien que tous les moyens usités en pareil cas eussent été mis en œuvre, la malade succombait la nuit même, à 5 heures du matin, sans avoir présenté d'autres symptômes qu'un hoquet peu fréquent quelques instants avant la terminaison fatale.

Autopsie. — L'autopsie, pratiquée le 31 janvier 1886, à 8 heures du matin, a présenté les particularités suivantes :

Le corps est celui d'une jeune femme remarquablement constituée ; pas le moindre signe de putréfaction, ce qui tient à l'abaissement de la température ; la rigidité cadavérique est complète ; ballonnement assez intense.

Cavité thoracique. — A l'ouverture de la cavité thoracique, on est frappé de la coloration lie de vin du parenchyme pulmonaire, les plèvres parietales et viscérales ont conservé leur poli normal ; il n'y a pas la plus petite adhérence, pas même au sommet. Les poumons sont le siège d'une congestion intense, mais nulle part il n'existe de foyer pneumonique ; toutes les parties du tissu pulmonaire surnagent dans l'eau et crépitent sous le doigt ; pas la moindre granulation tuberculeuse.

Péricarde. — La séreuse péricardique a son poli normal, cependant elle contient deux ou trois cuillerées à soupe de liquide citrin.

Cœur. — Le cœur est à peu près normal; cependant il faut noter qu'il est flasque et que les cavités contiennent un sang épais et mal coagulé.

Cavité abdominale. — A l'ouverture de la cavité abdominale, on constate une vascularisation très intense du péritoine viscéral ; à première vue, cette vascularisation porte surtout sur les anses intestinales placées dans la partie droite de la cavité. Bien qu'assez diffuse, eette vascularisation présente des différences assez notables, et dans les points les plus injectés, les anses intestinales sont agglutinées les unes aux autres faiblement, il est vrai, par un exsudat poisseux. Les anses intestinales, modérément distendues, sont déroulées (en place) à partir de l'estomac ; on parcourt de cette façon la majeure partie de l'intestin, sans rien rencontrer d'anormal, si ce n'est des indurations très appréciables au toucher dans le jéjunum; mais arrivé vers la terminaison, on est frappé de la distension considérable dont l'intestin grêle est le siège à 50 centimètres audessus de la valvule de Bauhin. La même distension s'observe sur la partie originelle du côlon ascendant et sur l'appendice iléo-cæcal.

Toute cette portion du tube digestif est le siège d'une vascularisation des plus intenses; l'appendice iléo-cæcal est couvert de fausses membranes jaunâtres, assez molles, qui le relient au péritoine pariétal très vascularisé également en ce point, mais qui l'est fort peu sur le reste de son étendue.

Deux ligatures sont appliquées sur l'intestin grêle, et une sur le gros intestin; l'intestin est sectionné entre ces deux ligatures, puis on enlève la masse intestinale, qui est mise de côté pour un examen ultérieur. On dégage l'appendice iléo-cæcal des fausses membranes qui le recouvrent, et on dissèque soigneusement sa face profonde; on constate alors une infiltration purulente de tout le tissu cellulaire péri-cæcal en deux points; le pus est déjà réuni en deux collections purulentes, contenant environ une cuillerée de pus chacune. Les ganglions mésentériques de l'angle iléo-cæcal sont tuméfiés et ramollis.

L'appendice iléo-cæcal est extrait de la cavité abdominale et examiné avec le plus grand soin; on ne peut découvrir la moindre perforation, ce qui le prouve, c'est que la distension persiste; mais cet examen permet de constater, par transparence, l'existence de nombreuses taches noirâtres très étendues et réparties à peu près également sur l'intestin et sur le cæcum. L'intestin grêle et l'appendice iléo-cæcal sont sectionnés dans le sens de la longueur, la muqueuse de l'intestin grêle présente deux plaques de Peyer en voie d'ulcération, le bord postérieur de la valvule iléo-cæcale présente une vaste ulcération qui se prolonge sur la muqueuse du cœcum; la muqueuse du cæcum est le siège d'une inflammation des plus violentes, on y constate de nombreuses ulcérations dont quelques-unes ont un aspect furonculeux, il est de toute évidence que ce sont les follicules clos qui sont intéressés; en certains points, le processus ulcéreux a intéressé plusieurs follicules voisins, et il en résulte une ulcération elliptique d'un centimètre environ de longueur. Ces lésions remontent sur le côlon ascendant à environ dix centimètres de la valvule iléo-cæcale.

Le reste de l'intestin, modérément ballonné, contient des matières diarrhéiques jaunâtres; au niveau du jéjunum, on remarque cinq ou six plaques de Peyer saillantes, dures et gauffrées, l'une de ces plaques est légèrement ulcérée.

L'estomac est normal.

La rate est énorme (420 gr.), son tissu de couleur lie de vin est très ramolli, un courant d'eau le désagrège assez facilement, les glomérules très hypertrophiés sont visibles à l'œil nu.

Les reins sont le siège d'une congestion des plus intenses, les diverses zones de l'organe se distinguent difficilement au milieu de la teinte rouge uniforme.

Le foie est normal, un peu gras.

En résumé, fièvre typhoïde avec typhlite, pérityphlite suppurée, péritonite par propagation.

Observation IV. (Personnelle.)

Fièvre typhoïde d'intensité moyenne. — Mort par pneumonie lobaire franche survenant au 12e jour. — Caillot fibrineux dans le tronc de l'artère pulmonaire et les branches artérielles en rapport avec la zone hépatisée du poumon droit.

L..... (Victor), âgé de 22 ans, 2e soldat au 16e dragons, entré le 6 janvier 1886, salle 1, lit n° 30. Décédé le 16 janvier 1886.

Au moment où ce malade se présente au Gros-Caillou, on peut constater chez lui les signes d'une fièvre typhoïde de moyenne intensité, arrivée à la période d'état, la face vultueuse, les yeux brillants, le malade répond avec facilité aux questions qui lui sont adressées. Pas de maladie antérieure. Le malade se déclare mal à l'aise depuis huit jours environ; jusque avant-hier il n'avait guère éprouvé d'autres symptômes qu'un violent mal de tête, revenant par accès, et une lassitude tout à fait insolite; mais lundi dernier, vers midi, il fut pris d'un saignement de nez très intense qui dura, lui semble-t-il, un bon quart d'heure. Depuis lors, le mal de tête a sensiblement diminué; en revanche, le sommeil très agité depuis plusieurs jours est devenu complètement impossible à cause des rêves bizarres qui réveillaient le malade au bout de quelques instants. En même temps, une diarrhée assez peu intense est apparue, mais comme les forces du malade diminuaient de plus en plus, ce dernier se décide à se présenter à la visite, et le jour même il était dirigé sur l'hôpital du Gros-Caillou avec le diagnostic : fièvre continue.

Le 7 janvier. Le malade a passé une assez bonne nuit, bien que sa température d'hier fût de 39°5, il a pu reposer un peu. A la visite de ce matin, on constate les faits suivants : état saburral très prononcé de la langue qui est humide cependant, gargouillement dans la fosse iliaque droite, légère tuméfaction de la rate qui déborde de deux doigts les fausses côtes, toute l'étendue de la poitrine est occupée par des râles ronflants et sibilants de bronchite simple. Le malade est mis au régime ordinaire des typhiques : bouillon, lait, limonade tartrique vineuse deux pots, plus 4 grammes de salicylate de soude.

Les 8 et 10. La maladie a continué son cours sans incident notable, la diarrhée est toujours très modérée, 5 à 6 selles jaunâtres dans les 24 heures; les phénomènes de bronchite se sont considérablement amendés, le malade ne tousse presque plus, la température oscille entre 39 et 38°. Pas de ballonnement abdominal, le malade dort quelques instants chaque nuit, mais son sommeil est toujours très agité. Même traitement.

Le 10. A la visite on constate une abondante éruption de taches rosées lenticulaires; ces taches existent surtout sur la paroi antérieure de l'abdomen. On les retrouve encore, mais bien moins abondantes sur la face antérieure de la poitrine et sur la peau de la région dorsale. Etat général, toujours le même.

Le 11. Le malade a eu hier soir un frisson assez intense qui a duré environ 10 minutes, après quoi il a sué abondamment, la température atteint 40°5, et le matin elle est encore de 40°. Interrogé, le malade accuse une douleur assez vive à droite, une sorte de point de côté, et il indique avec le bout du doigt un point situé un peu au-dessous du mamelon droit. L'auscultation ne révèle rien d'anormal; en revanche, la percussion indique une légère submatité; on applique 10 ventouses sèches qui soulagent le malade d'une manière très appréciable, le point de côté a complètement disparu. Prescription : tartre stibié, 30 centigr.; eau de tilleul, 250 gr.; sirop de diacode, 30 gr.; Todd; extrait de quinquina 4 gr.

Le 12. La nuit a été assez mauvaise, le malade n'a pu fermer l'œil à cause de la difficulté assez marquée qu'il éprouve pour respirer; l'auscultation révèle l'existence de râles crépitants fins à la partie inférieure du poumon droit; une partie du poumon, celle où la matité est le plus accentuée, est silencieuse; mais un peu plus haut, vers l'angle de l'omoplate, on entend un souffle très intense; l'expectoration plus facile est constituée par des crachats visqueux adhérents au vase et coloration jus de pomme.

Le 13. La première partie de la nuit a été assez satisfaisante, mais vers le matin la dyspnée a apparu de nouveau avec une grande intensité; le malade a dû rester sur son séant, et bien que la respiration s'effectue librement, le malade paraît haletant. Une injection de 1 centigramme de morphine soulage beaucoup le malade; l'état du lobe inférieur du poumon droit semble toujours être le même.

Les 14 et 15. Malgré tous les moyens mis en œuvre, la dyspnée a augmenté dans la nuit, elle a pris le caractère vraiment asphyxique; les lèvres du malade sont violacées, la face cyanosée, aucune modification dans l'état de la poitrine, le souffle est toujours aussi intense. Le malade succombait le 16 janvier à une heure du matin aux progrès de l'asphyxie.

Autopsie. — L'autopsie pratiquée le 17 janvier à 8 heures et demie du matin, a présenté les particularités suivantes :

Le corps est celui d'un sujet fort robuste, sans émaciation

appréciable; la rigidité cadavérique est complète, le cadavre ne présente aucun signe de putréfaction, ce qui se comprend aisément par une température aussi basse.

Thorax. — A l'ouverture de la cavité thoracique, on observe sur le feuillet viscéral de la plèvre droite quelques fausses membranes de formation récente très minces et n'ayant contracté aucune adhérence avec le feuillet pariétal ; la plèvre pariétale a conservé son poli normal : elle ne contient pas de liquide ; la plèvre gauche présente un état tout à fait analogue.

Le poumon gauche est dans toute sa totalité le siège d'une congestion intense. Des coupes pratiquées perpendiculairement au hile de l'organe permettent de constater que cette congestion est surtout marquée au niveau de la base et à la partie postérieure. A ce niveau, le parenchyme pulmonaire ne crépite plus sous le doigt, des fragments détachés de cette région de l'organe tombent au fond de l'eau : la coupe laisse écouler une grande quantité de sang noirâtre; la surface de section est lisse. Le bord libre du poumon présente çà et là des traces d'emphysème supplémentaire.

D'une manière générale, le poumon droit présente les mêmes lésions que le poumon gauche ; mais, en outre, la plus grande partie du lobe inférieur est occupée par un foyer de pneumonie au stade d'hépatisation grise avec tous ses caractères : très friable, le tissu pulmonaire présente une coloration gris jaunâtre des plus caractéristiques ; mais, fait très important à signaler, toutes les branches de l'artère pulmonaire qui se rendent à la zone hépatisée sont remplies par un caillot fibrineux assez adhérent ; ce caillot peut être suivi jusque dans le tronc de l'artère pulmonaire et même jusque dans le ventricule droit où nous le retrouverons tout à l'heure.

Cœur. — Le péricarde renferme deux ou trois cuillerées à soupe de liquide citrin. Le muscle cardiaque présente une coloration normale, le myocarde est résistant, le cœur gauche est complètement vide ; les valvules sigmoïdes de l'aorte sont normales. Le ventricule droit contient le caillot fibrineux que nous avons déjà mentionné ; ce caillot déborde les valvules sigmoïdes de deux centimètres environ, la partie du caillot contenue dans le tronc de l'artère pulmonaire présente une surface assez irrégulière, mamelonnée ; son diamètre oscille entre un centimètre et demi et deux centimètres, il adhère faiblement à la paroi postérieure de l'artère ; l'extrémité ventriculaire est libre sur une étendue de plusieurs centimètres en remontant dans la direction de l'artère. La lumière des rameaux de second ordre est complètement oblitérée par les divers prolongements du caillot qui adhère assez fortement aux parois ; le caillot peut être suivi jusqu'au voisinage de la zone hépatisée.

Le foie est volumineux, congestionné, 3.500 gr.; les voies biliaires sont perméables, la vésicule ne contient pas de calculs.

Les reins présentent à leur surface des sillons profonds qui leur donnent un aspect lobé assez insolite ; ils sont volumineux : le rein droit pèse 310 et le gauche 330 grammes ; ils se décortiquent facilement et leur coupe n'offre rien d'anormal.

La rate est diffluente, volumineuse, 350 grammes.

L'intestin, ouvert dans toute sa longueur, ne présente, dans ses deux tiers supérieurs, que les lésions cadavériques ordinaires ; dans le dernier tiers et surtout au niveau de la valvule de Bauhin, les plaques de Peyer sont très nombreuses, très saillantes, indurées, mais sans ulcération. Les follicules clos, situés dans l'intervalle des plaques de Peyer, sont hypertrophiés, quelques-uns même sont ulcérés.

Les ganglions mésentériques correspondant à la valvule iléo-cæcale sont tuméfiés.

En résumé : fièvre typhoïde avec pneumonie intercurrente au onzième jour. Mort par thrombose de l'artère pulmonaire.

Observation V. (Personnelle.)

Fièvre typhoïde, forme sévère. — Tuberculisation aiguë consécutive. — Tuberculose péritonéale et pulmonaire.

L... (Blanche), 21 ans, couturière, entrée le 27 juin 1885 à l'hôpital de la Pitié, salle Valleix, lit 21, décédée le 10 août 1885.

Cette malade est entrée dans le service avec tous les signes d'un embarras gastrique, compliqué d'un peu d'angine ; interrogée à ce sujet, la malade répond très nettement que c'est le mal de gorge qui a commencé, qu'elle a eu la fièvre à ce moment-là et que ce n'est que trois jours après le début du mal de gorge, qu'elle a eu une indigestion qui l'a fatiguée beaucoup ; le mal de gorge a augmenté encore, ce qui l'a décidée à entrer à l'hôpital.

A la visite du 28, on constate les phénomènes suivants (température la veille au soir, 39°8, température du matin, 39°), les traits sont animés, bien que la malade n'ait pu dormir; la langue un peu rouge à la pointe est recouverte d'un enduit blanchâtre assez épais ; les amygdales, un peu tuméfiées, présentent une coloration rouge vernissée assez intense, cette même coloration existe sur le voile du palais et sur la face postérieure du pharynx. Léger gargouillement dans la fosse iliaque droite, pas de taches rosées lenticulaires : diarrhée peu intense, anorexie complète, quelques râles de bronchite disséminés dans les deux poumons. Prescription : un verre d'eau de sedlitz, tous les deux jours, diète avec bouillon et lait.

Les 28 et 30 juin. La maladie continue son cours sans incident bien notable, la fièvre tend à augmenter, elle oscille maintenant entre 39° et 40°, et, s'il n'y a pas de délire véritable, la malade est très agitée, l'insomnie est complète. Prescription : 1 gramme de sulfate de quinine. Le 30 au matin, neuf jours après le début de l'angine, abondante éruption de taches rosées lenticulaires sur la paroi antérieure de l'abdomen ; dans l'après-midi, légère épistaxis : diarrhée toujours très modérée (4 selles jaunâtres dans les vingt-quatre heures).

1er juillet. Le sulfate de quinine a fait baisser la température de 1/2 degré environ, mais les symptômes généraux sont restés les mêmes, les taches rosées sont en pleine évolution, quelques-unes ont apparu sur la face antérieure de la poitrine ; il existe un certain degré de ballonnement du ventre.

Le 2. La température est remontée hier soir au-dessus de 40°, la malade s'est levée à diverses reprises, mais on a pu la faire recoucher sans trop de difficulté : ce matin, l'adynamie est assez accentuée, les gencives et la langue sont recouvertes de fuliginosités brunâtres. Prescription : 1 gr. 50 de sulfate de quinine, 3 lotions froides.

Le 3. Le délire a été moins violent ; en revanche, l'adynamie s'accentue de plus en plus ; dans la nuit, légère incontinence des matières fécales. Ballonnement abdominal très accentué. Prescription : 1 gr. 50 de sulfate de quinine, todd, 4 gr., extrait de quinquina.

Le 4. L'état général est le même, bien que la températre ait baissé de près d'un degré (39°2 au lieu de 40°3), la malade est toujours très prostrée, bien que l'incontinence des matières fécales ne se soit pas reproduite. Même traitement.

Le 5. Cette nuit, hémorrhagie intestinale assez abondante qui a cessé spontanément : la température a baissé de près de deux degrés, au lieu de 39° elle est de 37°5 ; la malade se trouve beaucoup mieux ce matin que ces jours derniers, elle répond aux questions qui lui sont posées, tandis qu'hier encore, elle ne répondait que par des sons inarticulés. Suppression des lotions ; si l'hémorrhagie se reproduit, injection sous-cutanée d'ergotine.

Les 6 et 8. La température est remontée à 38°6, mais ce matin elle est encore de 37°5, la nuit ayant été très calme. Cet abaissement se maintient les jours suivants, le ballonnement du ventre diminue, les fuliginosités de la bouche disparaissent complètement, la langue redevient humide, la potion de quinine est ramenée à la dose de 50 centigr., et le 8, on la supprime complètement ainsi que les lotions.

Le 9. La température oscille entre 37° et 38°. La malade demande à manger ; on lui donne un bouillon.

Le 10. L'apyrexie est complète : 36°6 et 37°2 le soir ; la malade réclame à manger avec instance ; on lui donne un potage léger.

Du 11 au 20. La convalescence s'accentue nettement, la malade réclame chaque matin une augmentation de nourriture, mais on augmente lentement sa ration alimentaire et dix jours après la cessation de la fièvre elle ne mange encore qu'à deux degrés, et encore ses portions sont-elles sensiblement diminuées.

Le 21 dans l'après-midi, la malade est prise d'indigestion assez violente sans qu'aucun écart de régime puisse être invoqué ; en même temps, la température remontait à 39° ; dans la nuit apparaît une diarrhée intense, mais sans colique.

Le 22. La température est normale ce matin ; la diarrhée a cessé, mais, par mesure de prudence, on suspend l'alimentation, et la malade est remise au régime lacté.

Le 23. La température est remontée au voisinage de 39° (38°8), la diarrhée a repris, le ventre est ballonné, un peu sensible à la pression dans la fosse iliaque droite : les matières diarrhéiques sont jaunâtres, à odeur excessivement fétide. Rien dans a poitrine. Même régime alimentaire, plus 50 centigr. de sulfate de quinine.

Le 24. Même état général, le ballonnement du ventre a un peu diminué, mais la douleur est devenue beaucoup plus vive, toujours rien dans la poitrine. Même traitement.

Le 25. Le malade tousse un peu depuis hier soir, l'auscultation révèle l'existence de nombreux râles fins, sous-crépitants disséminés dans les deux bases ; le ballonnement du ventre a disparu, la diarrhée persiste cependant avec ses caractères primitifs.

Le 26, la malade tousse beaucoup ; les râles ont envahi toute l'étendue du parenchyme pulmonaire : le ventre, toujours douloureux à la pression, ne présente pas de modification sensible : la fièvre est continue aussi bien le matin que le soir, même traitement, mais potion Todd, quinquina, potion calmante pour la toux, pointes de feu aux deux poumons.

Du 27 juillet au 10 août. Ce matin est apparue une dyspnée assez légère, mais qui va aller en s'accentuant de plus en plus jusqu'à l'asphyxie définitive ; tous les moyens mis en œuvre n'ayant pu parvenir à l'enrayer, l'abdomen toujours douloureux est un peu rétracté, il semble dur : la diarrhée persiste.

La malade maigrit rapidement, s'affaiblit de plus, malgré tous les toniques mis en œuvre, et succombe le 10 août aux progrès de l'asphyxie.

Autopsie. — L'autopsie pratiquée le 8 août à 8 heures du matin, a révélé les particularités suivantes :

Le cadavre est fortement amaigri : la rigidité cadavérique a disparu, la face présente des marbrures violacées très intenses.

Thorax. — A l'ouverture de la cage thoracique, les poumons ne se rétractent pas, bien qu'il n'existe aucune adhérence entre les deux plèvres ; le parenchyme pulmonaire présente au doigt une résistance supérieure à celle du tissu normal. Lorsque le poumon droit est extrait de la poitrine, on aperçoit à travers la plèvre pariétale, un semis de granulations tuberculeuses presque confluentes : la plèvre elle-même est saine : sur une coupe du poumon ces granulations se distinguent aussi très facilement sur le fond rouge du parenchyme très congestionné ; ces granulations, du volume moyen d'une tête d'épingle, sont à peu près régulièrement distribuées dans le parenchyme pulmonaire ; on les rencontre sur toutes les coupes à qui leur présence donne au doigt une sensation analogue à celle du papier chagriné. Pas de cavernes. La confluence de ces granulations explique aisément les phénomènes d'asphyxie auxquels a succombé la malade.

Le poumon gauche présente les mêmes lésions que le poumon droit.

Le cœur peu volumineux contient les caillots agoniques ordinaires : les valvules sont intactes.

Le péricarde est normal.

La cavité abdominale présente un coup d'œil assez insolite, les anses intestinales sont agglutinées les unes aux autres par de fausses membranes assez grêles qui semblent rayonner des ganglions mésentériques volumineux et de couleur jaunâtre. Après avoir enlevé l'intestin, on le sectionne dans toute sa hauteur le long du bord libre et on peut alors constater les faits suivants :

Les deux premières portions de l'intestin grêle sont normales, ainsi que les deux tiers supérieurs de l'iléon ; mais dans les deux derniers mètres de l'intestin on constate deux sortes de lésions. Les unes complètement cicatrisées, pigmentées, ayant un aspect analogue à celui de la barbe fortement rasée ; ces cicatrices sont évidemment situées dans les plaques de Peyer dont quelques-unes ont été intéressées dans toute leur étendue. Les autres, en pleine période d'ulcération, ont une forme très variable : les unes sont circulaires, les autres sont elliptiques, toutes sont très irrégulièrement distribuées sur la surface de la muqueuse intestinale ; ces ulcérations sont, en général, peu profondes : à leur niveau la face péritonéale de l'intestin présente un nombre variable, mais parfois très considérable, de granulations gris jaunâtre.

Les ganglions mésentériques correspondants sont volumineux, de couleur jaunâtre ; ils contiennent une substance analogue à la matière caséeuse.

La rate est un peu volumineuse 250 gr. ; elle contient un infarctus conique du volume d'une petite noix.

Le foie est volumineux, gras congestionné.

L'encéphale est sain, ses enveloppes sont normales, pas de traces de tubercules.

OBSERVATION VI. (Personnelle.)

Fièvre typhoïde, forme sévère. — Mort au 15e jour par hémorrhagie pulmonaire diffuse.

O... (Eugène), 24 ans, soldat musicien, entré le 23 novembre 1885, salle 1, lit n° 5, décédé le 3 décembre à 8 h. 45 du soir.

Il y a cinq jours, une sensation de fatigue tout à fait insolite, accompagnée de céphalalgie intense, est venue brusquement suspendre le malade qui jusque-là avait toujours joui d'une santé parfaite. Le lendemain, après une insomnie presque complète, ce fut pis encore : le malade ne pouvait rester debout, car il lui semblait que tout tournait autour de lui ; en outre, il avait une céphalalgie intense ; suivant son expression, il lui semblait que sa tête pesait dix kilogr. Dans l'après-midi, le malade eut une légère épistaxis qui diminua momentanément sa pesanteur de tête : mais quelques heures après la céphalalgie reparut et le malade dut se coucher.

Le lendemain le malade entrait à l'hôpital du Gros-Caillou, et on peut porter presque avec certitude le diagnostic : fièvre typhoïde.

Le malade présente les symptômes suivants : une certaine accélération des mouvements respiratoires avec une légère excitation cérébrale ; la céphalalgie a cependant notablement diminué. La palpation abdominale est rendue très difficile par la vive hyperesthésie dont la peau est le siège ; en outre, le système vaso-moteur de la peau de cette région est des plus impressionnables, il suffit de promener légèrement le doigt à sa surface pour voir apparaître une ligne d'un rouge très vif. On peut cependant constater du gargouillement dans la fosse iliaque droite, ce qui coïncide, du reste, avec les renseignements fournis par le malade qui déclare avoir eu une diarrhée assez intense cette nuit et ce matin.

Point de taches rosées lenticulaires, quelques taches ombrées.

La langue présente un état saburral assez accentué, surtout sur sa partie médiane qui est recouverte d'un épais enduit jaunâtre. Sur les bords apparaît un fin pointillé rouge, tranchant très nettement sur le reste de la muqueuse : le fond de la gorge est un peu rouge, il y a un peu d'angine.

La poitrine est remplie de râles fins, sibilants; mais le malade tousse fort peu et l'expectoration est sensiblement nulle.

Les urines sont normales : leur coloration est un peu plus foncée que d'ordinaire, mais il n'y a pas la moindre trace d'albumine.

Température au moment de la contre-visite du soir, 40°6; traitement, diète-lactée (4 portions), bouillon ; limonade tartrique vineuse, deux pots.

Le 24. Au moment de la visite, le malade est beaucoup plus calme que la veille, la nuit a été assez agitée sans véritable délire. Cependant, la température a baissé d'un degré (39°6). En examinant le malade on constate l'existence d'une éruption scarlatiniforme sur l'abdomen; cette éruption existe également sur le dos, mais elle y est bien moins nette. Mêmes prescriptions que la veille, en sus 80 centig. de sulfate de quinine et deux cachets.

Les 25 et 27. La situation du malade ne s'est pas sensiblement modifiée, mais sous l'influence du sulfate de quinine la température oscille autour de 39°5 ; l'angine a un peu augmenté ; on la traite par un gargarisme émollient qui soulage beaucoup le malade. On suspend le sulfate de quinine, remplacé par le salicylate de soude, 5 grammes.

Les 28 et 30. L'état général est assez satisfaisant ; l'auscultation ne révèle aucun changement dans l'état de la poitrine ; ce sont toujours aux deux bases les râles fins et secs de la congestion pulmonaire, pas d'expectoration sensible; le ventre est légèrement ballonné (on y voit, sur la paroi abdominale, un certain nombre de taches rosées des plus nettes) ; le malade prend, tous les deux jours, un grand verre d'eau de Sedlitz ; les matières diarrhéiques ayant pris une odeur des plus infectes, M. Annesley prescrit une potion de Bouchard, à prendre par cuillerée à soupe toutes les deux heures. La température semble vouloir dépasser 40 degrés ; mais 5 grammes de salicylate de soude, en deux cachets, suffisent pour ramener la température vers 39° (39°2).

1er décembre. L'état général est le même, le malade semble supporter assez facilement les frais de sa maladie et, comme ce matin, la température est descendue pour la première fois à 38°5 sans que la robuste constitution du malade ait paru souffrir le moins du monde de cette fièvre prolongée, tout permet d'espérer que le malade s'en tirera à bon compte. Même traitement.

Le 2. L'état général est un peu moins satisfaisant qu'hier, la température étant remontée à 40° 2/10 ; la nuit a été très agitée, sans qu'il y ait cependant de véritable délire ; ce matin, la température est de 40 degrés, les phénomènes abdominaux sont les mêmes, la diarrhée est moins intense, elle a presque complètement perdu sa fétidité ; mais en revanche les phénomènes thoraciques se sont brusquement aggravés : les râles de congestion pulmonaire ont envahi toute la hauteur des deux poumons, et, s'il n'y a pas de dyspnée, à proprement parler, il faut noter une accélération assez marquée des mouvements respiratoires (20 ventouses sèches sur la poitrine, 10 de chaque côté).

Le 3. Une amélioration assez notable s'est produite dans l'état du malade hier après-midi ; la respiration a repris, à peu de chose près, le rhythme normal ; le malade a été très calme pendant la nuit, et, ce matin, la température n'est plus que de 39 degrés. Le malade se déclare beaucoup mieux qu'hier, il ne se plaint que de points de côté vagues peu douloureux et excessivement mobiles, surtout du côté droit. Dans la soirée, le malade est pris subitement d'un accès de suffocation très intense, auquel il succombe en quelques minutes.

Autopsie. — L'autopsie pratiquée le 5 décembre, à 8 heures du matin, a révélé les particularités suivantes :

Le cadavre est celui d'un sujet très vigoureux, sans émaciation appréciable ; la rigidité cadavérique est complète.

Thorax. — A l'ouverture de la cavité thoracique, les poumons ne s'affaissent que fort peu, ce qui tient vraisemblablement à la congestion intense dont ces organes sont le siège ; à la palpation, la densité du tissu est sensiblement accrue, il est bien plus résistant que le tissu pulmonaire normal.

Les poumons extraits de la cavité thoracique, on peut alors constater les lésions suivantes :

Poumon droit. — Toute l'étendue du parenchyme pulmonaire est le siège d'une congestion intense ; la base du poumon présente une coloration bleu noirâtre, c'est à ce niveau que la densité du tissu est la plus élevée ; diverses coupes, pratiquées perpendiculairement au hile de l'organe, permettent de constater les faits suivants : 1° l'existence d'infarctus hémoptoïques de Laënnec de différents volumes, et fort irrégulièrement distribués dans l'étendue des différents lobes ; ces infarctus sont cependant plutôt centraux que périphériques ; on en compte une dizaine, de forme variable, mais se rapprochant plus ou moins de la forme conique, à base dirigée vers la périphérie de l'organe ; leur volume varie entre celui d'une noisette et celui d'une noix ; la coupe de ces infarctus est noirâtre, un peu grenue ; au voisinage la congestion du tissu pulmonaire, est poussée à son maximum. Il en résulte que chaque infarctus est entouré d'une sorte d'auréole d'un rouge brunâtre ; 2° la splénisation complète de toute la base du lobe inférieur. Cette portion du poumon est complètement atélectasiée, la coupe laisse écouler un sang noirâtre, les fragments du tissu tombent immédiatement au fond de l'eau.

Poumon gauche. — L'aspect général du poumon gauche est analogue à celui du poumon droit ; même résistance du tissu ; cependant, à la partie médiane du lobe inférieur, la résistance du parenchyme cesse brusquement, la consistance devient normale sur une étendue de 4 à 5 centimètres, puis le tissu reprend sa consistance générale. Une coupe, pratiquée perpendiculairement au hile du poumon, permet de constater des lésions insolites; il existe, à la partie centrale du lobe inférieur gauche, une cavité du volume d'une orange; cette cavité contient du sang noirâtre imparfaitement coagulé; les parois de la cavité sont très irrégulières, de coloration rouge brun très foncé; çà et là apparaissent de petits lambeaux de parenchyme; l'examen le plus minutieux et les coupes multipliées ne peuvent faire découvrir les vaisseaux qui ont été le point de départ de l'hémorrhagie; les bronches voisines contiennent un mucus sanguinolent.

Tout le reste du parenchyme pulmonaire présente les lésions habituelles de la pneumonie hypostatique, depuis la congestion simple jusqu'à la splénisation complète.

Les plèvres sont normales, pas d'adhérences ni de liquide.

Cœur. — Coloration feuille morte, flasque, mou; caillot agonique dans le cœur droit. Rien aux valvules, rien dans le péricarde.

Abdomen. — Les anses intestinales sont modérément distendues par des gaz.

L'intestin grêle est extrait de la cavité abdominale, et incisé sur toute la longueur; il contient quelques matières diarrhéiques jaunâtres; le duodénum est normal, ainsi que la majeure partie de l'iléon, mais à 2 mètres environ de la valvule iléo-cæcale, commencent à apparaître les lésions caractéristiques de la fièvre typhoïde. On compte une vingtaine de plaques de Peyer en pleine période d'ulcération; la surface de la majeure partie de ces plaques est détergée; mais on ne peut constater aucun travail de réparation bien sensible; les ulcérations sont en général peu profondes; elles ne dépassent guère la muqueuse, si ce n'est au voisinage de la valvule iléo-cæcale où la musculeuse est manifestement intéressée.

Le gros intestin est normal.

Le foie est gros, manifestement congestionné.

La rate est volumineuse, 320 grammes ; son tissu est très ramolli, il s'enlève par le simple râclage.

Les reins sont normaux, se décortiquent aisément ; la vessie, complètement vide, est ratatinée derrière le pubis.

Le péritoine est normal.

Les ganglions mésentériques sont volumineux, congestionnés.

En résumé : fièvre typhoïde, au troisième septénaire environ, lésions intestinales peu étendues, mais infarctus multiples dans le poumon droit, et foyer hémorrhagique dans le poumon gauche.

Paris. — Typ. A. PARENT, A. DAVY, succr, imp. de la Fac. de médecine, 52, rue Madame et rue Corneille, 3.

www.ingramcontent.com/pod-product-compliance
Ingram Content Group UK Ltd.
Pitfield, Milton Keynes, MK11 3LW, UK
UKHW022120190726
13855UKWH00003B/982